Keine Angst vor Operationen

Hans W. Keller

Keine Angst vor Operationen

Alles zur Patientensicherheit bei chirurgischen Eingriffen

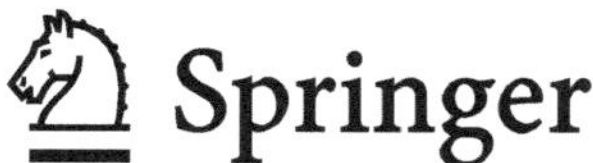

Prof. Dr. med. Hans W. Keller
Bonn, Deutschland

ISBN 978-3-662-58791-1   ISBN 978-3-662-58792-8   (eBook)
https://doi.org/10.1007/978-3-662-58792-8

Die Deutsche Nationalbibliothek verzeichnet diese Publikation in der Deutschen Nationalbibliografie; detaillierte bibliografische Daten sind im Internet über http://dnb.d-nb.de abrufbar.

Springer
© Springer-Verlag GmbH Deutschland, ein Teil von Springer Nature 2019

Fotonachweis Umschlag: © Contrail / stock.adobe.com

Springer ist ein Imprint der eingetragenen Gesellschaft Springer-Verlag GmbH, DE und ist ein Teil von Springer Nature.
Die Anschrift der Gesellschaft ist: Heidelberger Platz 3, 14197 Berlin, Germany

Für Gisela,
eine ganz besondere Ärztin
und
Peter, Sonja und Felix,
meine besten Freunde.

Vorwort

Jährlich werden in Deutschland ca. 16 Millionen Operationen durchgeführt, d. h. 1 Eingriff pro 5 Bundesbürger. Das ist für die meisten Menschen mit vielerlei Ängsten und Sorgen verbunden. Man fürchtet sich vor der Narkose, dem Eingriff an sich und dessen Folgen, vor Komplikationen oder gar Fehlbehandlung, vor Schmerzen, Infektionen, Strahlenschäden und so weiter. Dieses Buch soll dazu beitragen, die Ängste abzubauen und das Vertrauen in unser Gesundheitssystem, die hoch entwickelte deutsche Medizin und unsere gut ausgebildeten Ärzte zu stärken.

Außerdem soll es den medizinischen Laien über viele wesentliche Aspekte einer medizinischen Behandlung, insbesondere im Zusammenhang mit einer Operation informieren. Ein gut informierter Patient versteht das, was mit ihm geschieht, besser und kann es gezielter hinterfragen. Das erleichtert auch die Arbeit der Ärzte, die auf einen besser vorbereiteten Patienten (und seine Angehörigen) treffen, was nicht nur die Gesprächsführung vereinfacht, sondern auch das gegenseitige Vertrauen stärken kann.

Nach einer kurzen Einleitung werden in Kap. 2 wesentliche Bestandteile des deutschen Gesundheitswesens erörtert, soweit sie von Bedeutung für eine sichere und bestmögliche (operative) Behandlung sind. Dabei wird besonders auf die Maßnahmen zur Qualitätssicherung, Behandlungssicherheit und den Patientenschutz eingegangen. Die Krankenversorgung bei uns ist hoch entwickelt und flächendeckend vielleicht die beste in der Welt. Das Gesundheitssystem ist aber komplex und nicht einfach zu überblicken. Man muss es einigermaßen kennen, um es richtig in Anspruch nehmen zu können.

In Kap. 3 wird gezeigt, welche Vorkehrungen und Maßnahmen in der klinischen Praxis zur Absicherung medizinischen Handelns und zum Schutz der Kranken etabliert sind. Der medizinische Fortschritt ermöglicht immer bessere Behandlungsergebnisse. Neue Techniken spielen dabei eine genauso große Rolle wie aktuelle Strategien zur Komplikationsvermeidung und Standardisierungen in Diagnose und Therapie. Grundkenntnisse darüber sind wichtig, denn nur ein gut informierter Patient kann – falls erforderlich – Maßnahmen und Techniken hinterfragen oder sogar einfordern.

Das Buch richtet sich in erster Linie an medizinische Laien und ist dementsprechend in einer für jedermann gut zu verstehenden Sprache abgefasst. Es enthält aber auch viele nützliche Informationen für medizinisches Hilfspersonal, Medizinstudenten und Teile der Ärzteschaft. Für (potenzielle) Patienten und deren Angehörige wird aufgezeigt, wo und wie sich ein Betroffener selber in die Behandlung einbringen und somit zum bestmöglichen Ergebnis beitragen kann. Außerdem werden Hinweise zum Auffinden eines geeigneten Arztes bzw. einer entsprechenden Institution gegeben. Das Buch versteht sich auch als Beitrag zur Patientensicherheit, für die richtigerweise formal in erster Linie die Ärzte verantwortlich sind, wozu ein gut informierter Patient aber enorm beitragen kann. Es ersetzt nicht das Gespräch mit dem Arzt und seine Beratung. Es kann auch nicht den Anspruch auf Vollständigkeit erheben. Allein schon deshalb nicht, weil es immer Situationen geben wird, die in kein Schema passen und einer gesonderten individuellen Betrachtung und Vorgehensweise bedürfen.

Alle medizinischen Angaben stützen sich – soweit vorhanden – auf wissenschaftlich begründete, aktuelle Erkenntnisse und sind mit den entsprechenden Quellenangaben hinterlegt. Im Literaturverzeichnis der einzelnen Kapitel werden Hinweise auf relevante, neuere Arbeiten gegeben, die eine intensivere Beschäftigung mit den einzelnen Themen ermöglichen. Dabei sind viele im Internet aufzufindende und somit jedem zugängliche Publikationen berücksichtigt.

Zur Vereinfachung wird bei allen personenbezogenen Angaben durchgehend die grammatikalisch männliche Form benutzt. Selbstverständlich sind in diesen Fällen immer alle Geschlechter gemeint.

Abschließend bedanke ich mich sehr bei Dr. Fritz Krämer, Keerthana Udhayakumar und Christiane Beisel vom Springer Verlag für die Realisierung des Buches und die stets gute Betreuung.

Bonn   Hans W. Keller
2019

Inhaltsverzeichnis

Über den Autor

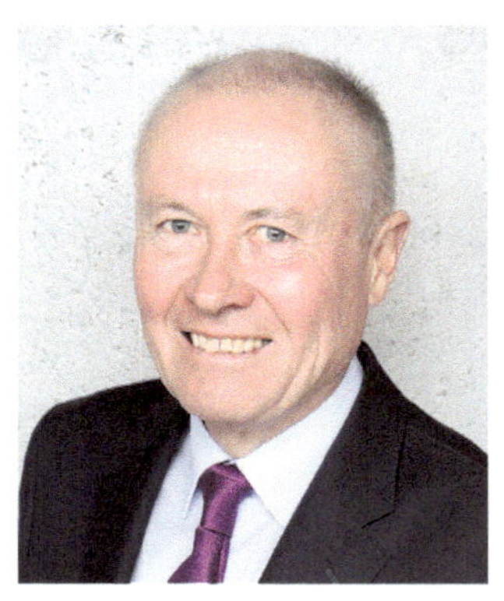

Prof. Dr. med. Hans W. Keller ist Facharzt für Chirurgie, Viszeralchirurgie, Thoraxchirurgie sowie Orthopädie und Unfallchirurgie und verfügt über die Schwerpunktkompetenzen Spezielle Viszeralchirurgie und Spezielle Unfallchirurgie

Klinische Ausbildung in Köln und Tokyo (1979–1988), Oberarzt Universität Köln (1988–1995), Chefarzt Chirurgie eines akademischen Lehrkrankenhauses in Bonn (1995–2017)

Über 17 Jahre Mitglied des Krankenhausdirektoriums, davon 9 Jahre als dessen Ärztlicher Direktor

Schwerpunkte der klinischen und wissenschaftlichen Arbeit waren die Allgemeine- und Viszeralchirurgie, die Unfallchirurgie und die Thoraxchirurgie

Aktuell Leitung des Instituts „Securomed" für Sicherheit und Patientenberatung in der operativen Medizin in Bonn und Betreibung eines großen Zweitmeinungsportals in Kooperation mit der Firma MD Medicus in Ludwigshafen

Mehrere Lehraufträge zu Themen der klinischen Medizin, dem medizinischen Qualitätsmanagement und der Patientensicherheit

"

Abkürzungen

ÄkNo	Ärztekammer Nordrhein
ÄZQ	Ärztliches Zentrum für Qualität in der Medizin
ANH	Akute Normovolämische Hämodilution
APS	Acute Pain Service (Akutschmerzdienst)
ArbZG	Arbeitszeitgesetz
AWMF	Arbeitsgemeinschaft der Wissenschaftlichen Medizinischen Fachgesellschaften
BÄK	Bundesärztekammer
BAuA	Bundesanstalt für Arbeitsschutz und Arbeitsmedizin
BfS	Bundesamt für Strahlenschutz
BG	Berufsgenossenschaft
BGB	Bürgerliches Gesetzbuch
BGBl	Bundesgesetzblatt
BGH	Bundesgerichtshof
BMG	Bundesministerium für Gesundheit
BMJV	Bundesministerium der Justiz und für Verbraucherschutz
BRD	Bundesrepublik Deutschland
BZgA	Bundeszentrale für gesundheitliche Aufklärung
CIRS	Critical Incident Reporting System (Meldesystem für Beinahe-Schäden)
CM	Case Mix (Fallschwere der Patienten bei der Abrechnung stationärer Leistungen)
CMI	Case Mix Index (durchschnittliche Fallschwere)
DAKKS	Deutsche Akkreditierungsstelle
Destatis	Deutsches Statistisches Bundesamt
DGAV	Deutsche Gesellschaft für Allgemein- und Viszeralchirurgie
DGKH	Deutsche Gesellschaft für Krankenhaushygiene
DGSS	Deutsche Gesellschaft zum Studium des Schmerz
DIMDI	Deutsches Institut für Medizinische Dokumentation und Information

DIN	Deutsches Institut für Normierung
DKFZ	Deutsches Krebsforschungszentrum
DKG	Deutsche Krankenhausgesellschaft
	Deutsche Krebsgesellschaft
DRG	Diagnosis related groups (diagnosebezogene Fallgruppen zur Klassifikation von Krankenhausfällen für die Abrechnung stationärer Krankenhausbehandlungen)
DSL	Deutsche Schmerzliga
EBM	Einheitlicher Bewertungsmaßstab (zur Abrechnung ambulanter ärztlicher Leistungen)
EK	Ersatzkasse
EN	Europäische Norm
GAK	Gutachterkommission
GBA	Gemeinsamer Bundesausschuss
GDV	Gesamtverband der Deutschen Versicherungswirtschaft
GKV	Gesetzliche Krankenversicherung
GOÄ	Gebührenordnung für Ärzte
GUV	Gesetzliche Unfallversicherung
ICD	International classification of diseases (internationale Klassifikation der Krankheiten)
ILCO	Selbsthilfevereinigung für Stomaträger und Menschen mit Darmkrebs
InEK	Institut für das Entgeldsystem im Krankenhaus
IQM	Initiative Qualitätsmedizin
IQTiG	Institut für Qualitätssicherung und Transparenz im Gesundheitswesen
IQWiG	Institut für Qualität und Wirtschaftlichkeit im Gesundheitswesen
ISG	Infektionsschutzgesetz
ISO	Internationale Organisation für Normung
KBV	Kassenärztliche Bundesvereinigung
KHEntgG	Krankenhausentgeltgesetz
KRINKO	Kommission für Krankenhaushygiene und Infektionsprävention beim Robert Koch-Institut
KTQ	Kooperation für Transparenz und Qualität im Gesundheitswesen
KV	Kassenärztliche Vereinigung
MDK	Medizinischer Dienst der Krankenversicherung
MDS	Medizinischer Dienst des Spitzenverbandes Bund der Krankenkassen
MRSA	Methicillin-resistenter Staphylococcus aureus
MRGN	Multiresistente gramnegative Bakterien
NAKOS	Nationale Kontakt- und Informationsstelle zur Anregung und Unterstützung von Selbsthilfegruppen
NOTES	Natural Orifice Transluminal Endoscopic Surgery (endoskopische Operation durch natürliche Körperöffnungen)
OPS	Operationen- und Prozedurenschlüssel
PCA	Patientenkontrollierte Analgesie

PEI	Paul Ehrlich Institut
PKV	Private Krankenversicherung
PRG	Patientenrechtegesetz
PUV	Private Unfallversicherung
RKI	Robert Koch Institut
RLV	Regelleistungsvolumen
RVO	Reichsversicherungsordnung
SGB	Sozialgesetzbuch
SOP	Standard Operating Procedure (Standard- vorgehensweise)
SVRG	Sachverständigenrat zur Beurteilung der Entwicklung im Gesundheitswesen
TAMIS	Transanal Minimally Invasive Surgery (minimalinvasive Operationen durch den After)
TÜV	Technischer Überwachungsverein
UEMS	European Union of Medical Specialists
VRE	Vankomycinresistente Enterokokken

1

Einleitung

Der medizinische Fortschritt ist atemberaubend. Selbst bei über 90jährigen werden Krebsoperationen, Herzeingriffe und viele andere große Operationen mit gutem Erfolg durchgeführt. Trotzdem ist die Kritik an Ärzten, Krankenhäusern und dem Gesundheitssystem groß. Viel häufiger wird in Presse und Rundfunk über Defizite und Fehler berichtet als über die enormen Erfolge. Mitteilungen über statistische Erhebungen in der Medizin beschränken sich meistens auf die Präsentation negativer Aspekte bzw. die negative Darstellung von Ergebnissen, die auch positiv interpretiert werden könnten. Zahlenangaben über Fehlbehandlungen werden fast immer mit vagen Spekulationen über eine enorme Dunkelziffer garniert. Es gibt viele kritische Bücher mit Titeln wie „Überleben Glücksache" oder „Medizin ohne Menschlichkeit", aber kaum welche, die sich mit den positiven Errungenschaften der Medizin beschäftigen und darstellen, wie sicher die Medizin geworden ist. Woran liegt das?

Vielleicht ist ein Grund dafür die Tatsache, dass Skandale interessanter sind als nüchterne Analysen mit dem Ergebnis, dass alles ganz gut ist. Natürlich ist die Aufdeckung von Schwachstellen noch wichtiger als Lob für gute Arbeit. Auch ist nachvollziehbar, dass Betroffene sensibilisiert sind. Panikmache und Verunsicherung sind aber wenig hilfreich und nützen keinem Patienten. Jedenfalls macht das keinen Mut. Zuversicht und Hoffnung sind wichtige Faktoren im Kampf gegen eine Erkrankung. Was hilft ist seriöse, objektive Information. Dazu gehört durchaus auch der Hinweis auf die Sicherheit und Erfolge der modernen Medizin.

Vielleicht liegt die negative Darstellung aber auch in der Natur der Sache. Die Behandlung einer Erkrankung führt bestenfalls zur Wiederherstellung eines Zustands, der demjenigen vor Auftreten des Leidens entspricht. Oft ist das nicht

© Springer-Verlag GmbH Deutschland, ein Teil von Springer Nature 2019
H. W. Keller, *Keine Angst vor Operationen*, https://doi.org/10.1007/978-3-662-58792-8_1

zu erreichen oder nicht schnell genug oder nicht so, wie es gewünscht und erhofft wird. Das belastet die Betroffenen und ist verständlicherweise schwer zu akzeptieren. In der überwiegenden Mehrzahl der Fälle ist der ungewünschte Verlauf allerdings schicksalhaft und nicht fehlerbehaftet. Trotzdem ist jeder Fehler einer zu viel und es muss mit aller Energie dagegen angekämpft werden. Die Gesundheitsgesetzgebung und die Struktur des Gesundheitswesens in Deutschland mit entscheidender Beteiligung der Ärzteschaft in Klinik und Praxis, der Krankenhausgesellschaften sowie der Kostenträger und Patientenvertretungen bieten dazu hervorragende Voraussetzungen, die weltweit nirgendwo übertroffen werden. Nicht ohne Grund sind beispielsweise die Ergebnisse der Krebsbehandlung in Deutschland so gut wie in kaum einem anderen Land.

Glücklicherweise hat sich auch das Arzt-Patienten-Verhältnis gewandelt. Der „Halbgott in Weiß" ist weitgehend abgeschafft. Attribute der modernen Medizin sind Patientenorientierung, minimalinvasive (= schonende) Chirurgie, Schmerzfreiheit, Patientenrechte, Qualitätssicherung, Behandlungsqualität, Transparenz und vieles mehr. Damit findet medizinische Versorgung mehr auf „Augenhöhe" statt. Der Patient ist nicht (mehr) der Untergebene des Arztes, der akzeptieren und schweigen muss. Kritische Fragen sind erlaubt und sollten gestellt werden. Wer dem nicht Stand hält, stellt sich selbst infrage.

Dazu gehört aber auch ein gut informierter Patient. Selbst wenn aus verständlichen Gründen die Beschäftigung mit Gesundheitssystem und medizinischen Problemen unangenehm sein mag, kann sie doch zu Vertrauen und Zuversicht in dem nicht ganz unwahrscheinlichen Fall einer ernsthaften Erkrankung beitragen. Außerdem kann ein Betroffener sich dadurch besser in die Behandlung einbringen und zu seiner eigenen Sicherheit beitragen.

Die nachfolgenden Ausführungen sollen helfen, eine notwendige medizinische Behandlung gut zu überstehen und das, was passiert, besser zu verstehen. Dabei werden auch Schwachstellen aufgezeigt und Ratschläge gegeben, wie damit umzugehen ist.

2

Sicherheit und Patientenschutz im deutschen Gesundheitswesen

Inhaltsverzeichnis

© Springer-Verlag GmbH Deutschland, ein Teil von Springer Nature 2019
H. W. Keller, *Keine Angst vor Operationen*, https://doi.org/10.1007/978-3-662-58792-8_2

Im deutschen Gesundheitswesen werden die Rahmenbedingungen für die medizinische Versorgung durch das Bundesministerium für Gesundheit (BMG) gestaltet. Hier werden Gesetzvorlagen erstellt und Verwaltungsvorschriften erlassen. Dabei wird das BMG von verschiedenen Institutionen und Behörden unterstützt, die sich mit übergeordneten gesundheitlichen Fragen beschäftigen.

Die weitere Organisation und Finanzierung der einzelnen medizinischen Leistungen ist Aufgabe der sog. *Selbstverwaltung* im Gesundheitswesen. Sie wird gemeinsam von Vertretern der Ärzteschaft, der Krankenhäuser, der Krankenkassen und der Versicherten (Patientenvertreter, Selbsthilfegruppe) wahrgenommen. Ihr oberstes Beschlussgremium ist der gemeinsame Bundesausschuss (GBA). Er bestimmt in Form von Richtlinien den Leistungskatalog der gesetzlichen Krankenversicherung (GKV) für mehr als 70 Millionen Versicherte und legt damit fest, welche Leistungen der medizinischen Versorgung von der GKV erstattet werden. Darüber hinaus beschließt der GBA Maßnahmen der Qualitätssicherung für den ambulanten und stationären Bereich des Gesundheitswesens.

Als Spitzenorganisation der ärztlichen Selbstverwaltung vertritt die Bundesärztekammer (BÄK) die berufspolitischen Interessen der mehr als 500.000 Ärzte in Deutschland. Zu ihren Aufgaben gehört neben der Förderung von Qualitätssicherung und ärztlicher Fortbildung die Regelung der ärztlichen Berufsordnung und der Weiterbildungsordnung.

Oberstes Ziel aller Akteure des Gesundheitswesens ist die Sicherung einer guten medizinischen Versorgung der Bevölkerung. Eine Fülle von Maßnahmen, Gesetzen und Vorschriften sichert die medizinische Versorgung in Deutschland ab und schützt die Patienten weitgehend. Dazu gehören klare Regelungen über die Ausbildung und die Weiterbildungspflicht der Ärzte, die Vergütung medizinischer Leistungen sowie umfangreiche qualitative Anforderungen an alle Leistungserbringer, die zudem ihre Leistungsstärke transparent machen müssen. Wesentliche Bereiche sind durch Richtlinien klar geregelt und für sehr viele Situationen existieren Handlungsanleitungen (Leitlinien), die auf dem gesamten medizinischen Wissen beruhen. Hinzu kommen umfangreiche rechtliche Absicherungen und Instrumente, die eine Differenzierung der verschiedenen Akteure ermöglichen und die Unterschiede erkennbar machen.

Die Darstellung dieser Maßnahmen soll ein besseres Verständnis des Gesundheitssystems und systembedingter Auswirkungen auf die Krankenversorgung ermöglichen. Außerdem soll gezeigt werden, welche Sicherheitsvorkehrungen existieren und wie man sich relevante Informationen besorgen kann.

2.1 Maßnahmen zur Qualitätssicherung

Die Qualitätssicherung ist in der Medizin in Deutschland sehr weit entwickelt. Ihre Inhalte sind vom GBA und der Bundesärztekammer (BÄK) vorgegeben und weitgehend verpflichtend. Hinzu kommen Maßnahmen der medizinischen Fachgesellschaften, von denen die Zertifizierungen zunehmende Bedeutung erlangen, weil sie die Darstellung besonderer Kompetenzen ermöglichen und diese auch für den medizinischen Laien erkennbar machen. Das gesamte Qualitätsmanagement soll nicht nur die medizinische Versorgung auf hohem Niveau sicherstellen, sondern auch eine permanente Verbesserung bewirken.

2.1.1 Ausbildung und Spezialisierung in der Chirurgie, Klinikstrukturen

Fragen:

Welcher Chirurg ist für mich zuständig?
Wie werden Chirurgen ausgebildet?
Was ist ein „Spezialist"? Woran kann man ihn erkennen und wie findet man ihn?
Wie sind Krankenhausabteilungen organisiert?

Das Medizinstudium dauert in Deutschland 6 Jahre (Regelstudienzeit). Der Zugang zum Studium ist wesentlich von der Abiturnote abhängig. Will jemand sofort nach dem Schulabschluss studieren, muss sein Abiturdurchschnitt bei 1,0 (!) liegen. Da Mädchen durchweg bessere Schulnoten zustande bringen, liegt der Anteil an Frauen unter den Medizinstudenten bei ca. 70 %. In der Chirurgie sind aber wesentlich mehr Männer, weil das Fach bei Frauen weniger beliebt ist. Das führt zu einem Mangel an Chirurgen. Schon jetzt haben viele chirurgische Abteilungen insbesondere in ländlicheren Regionen große Probleme, hinreichend viele junge Ärzte für diesen Bereich einzustellen.

Neben den völlig eigenständigen operativen Fachbereichen Neurochirurgie, Urologie, Gynäkologie und Hals-Nasen-Ohrenheilkunde sowie der Mund-, Kiefer- und Gesichtschirurgie gibt es acht chirurgische Kernfächer (Tab. 2.1), in denen die Facharztausbildung jeweils 6 Jahre dauert. Dabei ist in den ersten 24 Monaten eine chirurgische Basisweiterbildung (sog. Common trunc) zu durchlaufen. Dieser für alle Kernfächer gleiche Ausbildungsabschnitt dient dem Erlernen chirurgischer Grundfertigkeiten wie

Tab. 2.1 Die chirurgischen Kernfächer (und ihre Inhalte)

Allgemeine Chirurgie (beinhaltet Kenntnisse der Viszeral- und Unfallchirurgie, verliert immer mehr an Bedeutung)

Viszeralchirurgie (Operationen an Eingeweiden des Bauchraums, der Schilddrüse, der Speiseröhre, bei Bauchwandbrüchen, Proktologische Chirurgie, Transplantation von Bauchorganen)

Orthopädie und Unfallchirurgie (alle Schäden und Verletzungen an Muskeln und Skelett, daher auch „muskuloskeletale Chirurgie")

Gefäßchirurgie (Operationen bei Schäden an allen Blutgefäßen)

Herzchirurgie (alle Herzoperationen inclusive Herztransplantation)

Thoraxchirurgie (Operationen am bzw. im Brustkorb, insesondere an der Lunge, Lungentransplantation)

Plastische und Wiederherstellungschirurgie (Operationen bei komplexen Wunden und größeren Defekten an Körperstamm und Extremitäten, Handchirurgie, kosmetische Chirurgie)

Kinderchirurgie (alle Eingriffe bei Kindern bis ca. 14 Jahre)

z. B. Wundversorgung, Infusions- und Punktionstechniken und es werden erste kleinere Operationen unter Anleitung durch einen Facharzt ausgeführt. Jeweils 6 Monate müssen dabei in der Notfall- und Intensivmedizin (Intensivstation) abgeleistet werden, um entsprechende Kenntnisse und Fähigkeiten zu erwerben. In dieser Zeit nehmen die auszubildenden Ärzte auch am Nacht- und Wochenenddienst teil, dem sog. Bereitschaftsdienst, in dem ambulante, aber auch stationäre Patienten versorgt werden. Diese Tätigkeit muss immer durch einen Facharzt flankiert werden, der entweder gleichzeitig in der Klinik anwesend ist oder als sogenannter Rufdienst jederzeit kurzfristig im Krankenhaus zur Verfügung stehen kann.

Nach der Basisausbildung beginnt die 4jährige spezifische Facharztweiterbildung in einem der chirurgischen Kernfächer. Dabei vertieft der Arzt seine Kenntnisse in dem Gebiet und erlernt weitere operative Techniken durch eigenständiges Operieren unter der weiterhin notwendigen Anleitung durch einen Facharzt. In Deutschland besteht „Facharztstandard", d. h. Operationen dürfen nur durch bzw. in Anwesenheit und unter Anleitung (und damit auch in der Verantwortung) eines Facharztes durchgeführt werden. Wird das nicht eingehalten, begeht die Einrichtung unabhängig vom Ergebnis des Eingriffs ein Organisationsverschulden, was im Falle von Komplikationen automatisch zur Belastung der ausführenden Institution bzw. des für die Organisation verantwortlichen Arztes führt.

Auch jetzt nimmt der auszubildende Arzt weiter am Nacht- und Wochenenddienst teil. Dabei wird nur in großen Kliniken dieser sog. „Vordergrunddienst" ausschließlich in der eigenen Abteilung abgeleistet. Oft müssen in kleineren Krankenhäusern aus ökonomischen Gründen und wegen der begrenzten Anzahl zur Verfügung stehender Assistenzärzte, die aufgrund des

Arbeitszeitgesetzes (ArbZG 2016) auch nur eine begrenzte Anzahl von Bereitschaftsdiensten ausführen dürfen, fachübergreifende Dienste eingerichtet werden. Dann versorgt beispielsweise der viszeralchirurgische Assistent auch Patienten der Orthopädie, Gefäßchirurgie etc. im Nachtdienst mit, unterstützt durch einen für die jeweilige Fachdisziplin zur Verfügung stehenden Facharzt im Rufdienst. Dieser Umstand erklärt, dass ein Patient bei einem akuten nächtlichen Problem von einem Arzt behandelt werden kann, den er während seines stationären Aufenthalts vorher noch nie gesehen hat. Kann der Assistenzarzt ein Problem nicht lösen, wird der zuständige Facharzt hinzugezogen. Derartige Organisationsstrukturen bedingen in aller Regel eine sichere Patientenversorgung.

Am Ende der Facharztausbildung legt der Assistenzarzt die mündliche Facharztprüfung vor der für ihn zuständigen Ärztekammer ab. Ist das Examen bestanden, darf der Arzt die entsprechende Facharztbezeichnung führen und als Facharzt tätig sein. Die vorschriftsmäßigen Inhalte der Facharztausbildung einschließlich der nachzuweisenden operativen Erfahrung sind bei den Ärztekammern einzusehen (z. B. Ärztekammer Nordrhein 2014).

Besonders in den großen chirurgischen Disziplinen wie der Viszeralchirurgie oder der Orthopädie und Unfallchirurgie ist das gesamte Gebiet kaum in der sechsjährigen Facharztausbildung zu erlernen. Manche Bestandteile wie beispielsweise die Speiseröhrenchirurgie werden darin auch nicht vollumfänglich abgebildet. Deshalb können weitere gebietsbezogene Fähigkeiten durch Absolvierung einer Spezialausbildung erworben und durch Bestehen einer weiteren Prüfung bei der Ärztekammer nachgewiesen werden, beispielsweise die „Spezielle Viszeralchirurgie", Handchirurgie oder Proktologie. Dazu ist nochmals eine bis zu dreijährige Weiterbildung in einer entsprechend zugelassenen Abteilung (s. u.) erforderlich. Schaut man in den Anforderungskatalog der Ärztekammer, wird deutlich, dass hiermit eine erheblich höhere fachspezifische Kompetenz nachgewiesen wird als bei der „normalen" Facharztqualifikation. Von einem „Spezialisten" im eigentlichen Sinn des Wortes ist also nur dann auszugehen, wenn der Arzt die entsprechende Spezialbezeichnung führen darf. Es gibt auch ganze Abteilungen, die sich nur einer besonderen Spezialität widmen wie etwa der Handchirurgie.

Leider arbeiten nach der Facharztausbildung nicht alle Ärzte weiter in der Chirurgie. Manche wechseln noch einmal das Gebiet oder verlassen ganz die Arbeit am Patienten, beispielsweise um keine Nachtdienste mehr absolvieren zu müssen. Manche Fachärzte bevorzugen auch eine Teilzeitanstellung, weil das der eigenen Lebensplanung besser entspricht, oder anderweitige Tätigkeiten übernommen werden können. Auch diese Entwicklungen tragen zum Ärztemangel in der Chirurgie bei.

Kliniken können nicht beliebig Facharztausbildungen durchführen, und Ärzte können sich nicht an jeder Klinik weiterbilden. Die Zulassung als Weiterbildungsstätte sowohl für die Basisweiterbildung als auch die Facharzt- und Spezialausbildung muss bei der zuständigen Ärztekammer beantragt werden. Infrage kommende Einrichtungen müssen dabei eine für die jeweilige Ausbildung notwendige Infrastruktur, Mindestfallzahlen und Ausbilderkompetenz nachweisen. Die Anträge werden von unabhängigen Sachverständigen geprüft, die dann darüber entscheiden, ob dem Antrag vollumfänglich, d. h. für die gesamte Ausbildung, oder teilumfänglich, d. h. nur für einen bestimmten Teilzeitraum der Ausbildung (z. B. 2 Jahre Common trunc und 2 Jahre Facharzt Viszeralchirurgie) entsprochen wird. Dementsprechend können auch anhand der vorhandenen Ausbildungsermächtigungen Rückschlüsse auf die Größe und das Behandlungsangebot einer Einrichtung gezogen werden.

Neben den deutschen Facharztbezeichnungen existieren auch weitere, zum Teil internationale Anerkennungen, die sich gewöhnlich auf besondere Kenntnisse bei der Behandlung eines Organs bzw. eines Teilbereichs beziehen. Als Beispiel sei der europäische Facharzt für Koloproktologie (Behandlung von Krankheiten an Dick-, Mastdarm und After) erwähnt (Papalois 2015).

An großen Krankenhäusern und Universitätskliniken ist eine zunehmende Organzuständigkeit der Ärzte festzustellen. Die Ärzte beschäftigen sich über die Tätigkeit im erlernen Kernfach hinaus schwerpunktmäßig mit einem Organ bzw. einer Erkrankung, z. B. Leberchirurgie und Lebertransplantation oder Speiseröhrenchirurgie. Das geschieht auch deshalb, weil die zunehmenden technischen Möglichkeiten ständig neue Operationsverfahren hervorbringen, die gar nicht alle sofort von jedem Operateur beherrscht werden können und deren Einsatzmöglichkeiten sorgsam überprüft werden müssen.

Aufgrund der Entwicklungen der letzten 20 Jahre gibt es heute kaum mehr chirurgische Abteilungen, in denen viszeralchirurgische, unfallchirurgische und eventuell auch noch Eingriffe anderer Kerngebiete unter einer Leitung durchgeführt werden. Stattdessen schließen sich zunehmend benachbarte Kliniken zusammen und bündeln ihre Fachkompetenz. So können größere Spezialabteilungen mit sehr differenzierten Behandlungsmöglichkeiten entstehen. Möglicherweise ist das auch die einzige Chance, ein größeres Krankenhaussterben zu verhindern und aus defizitären Einrichtungen erfolgreiche zu machen. Die Trägervielfalt der deutschen Krankenhäuser und gewisse politische Konstellationen sowie emotionale Bedenken stehen dem mancherorts (noch) entgegen.

Chirurgische Krankenhausabteilungen werden in der Regel von einem Chefarzt geleitet, der fachlich frei im Sinne einer optimalen Patientenversorgung zu entscheiden hat. Organisatorisch ist er jedoch fast immer der Geschäftsführung unterstellt, die dann auch über die personelle und apparative Ausstattung (mit)entscheidet und u. U. auch beim Behandlungsspektrum mitredet. Wird eine Abteilung von mehreren Chefärzten geleitet, sind meistens einzelne Subspezialitäten bzw. Kompetenzen unter den Ärzten aufgeteilt.

Chefärzte führen gewöhnlich die Gebietsbezeichnung und/oder eine oder mehrere Spezialbezeichnungen. Gleiches gilt auch für die nachgeordneten Oberärzte. Wie viele Oberärzte in einer Abteilung tätig sind, hängt von der Größe der Abteilung ab. Zusammen mit dem Chefarzt überwachen sie die Tätigkeit der Assistenzärzte und sichern sie im Bereitschaftsdienst ab. Meistens ist ein „leitender" Oberarzt benannt, der den Chefarzt bei dessen Abwesenheit vertritt.

Hat ein Patient einen Chefarztbehandlungsvertrag abgeschlossen, muss er auch von diesem behandelt werden. Nur wenn der leitende Arzt unvorhersehbar nicht zur Verfügung steht, kann die Behandlung (Operation) auch von seinem namentlich benannten offiziellen Vertreter durchgeführt werden, sofern der Patient vorher informiert wurde und dem zugestimmt hat. Gleiches gilt auch für die Behandlung bei geplanter Abwesenheit, z. B. in Urlaubszeiten(siehe auch Abschn. 2.2 und 2.6.3).

Antworten:

Die Chirurgie ist in acht Kernbereiche aufgeteilt, in denen eigenständige Facharztausbildungen absolviert werden.

Normalerweise erfolgt eine Vorstellung in einem der chirurgischen Kernbereiche. Wird dabei festgestellt, dass zusätzliche Fachkompetenzen benötigt werden oder ein anderer Bereich zuständig ist, werden diese hinzugezogen oder der Patient dahin überstellt. So ist sichergestellt, dass alle Patienten von für sie zuständigen Fachärzten behandelt werden.

Alle Chirurgen durchlaufen bis zur Facharztanerkennung eine mindestens 6jährige Ausbildung an entsprechend zugelassenen Ausbildungskliniken. Danach können verschiedene Zusatzausbildungen absolviert werden. Damit kann der Nachweis einer besonderen Expertise im Sinne einer höhergradigen Spezialisierung erbracht werden.

Über die Portale der einzelnen Gesundheitseinrichtungen sind die von den Ärzten geführten Gebiets- und Schwerpunktanerkennungen einzusehen. Auch die vorliegenden Ausbildungsermächtigungen der Kliniken lassen Rückschlüsse auf deren Fachkompetenz zu.

Üblicherweise werden Krankenhausabteilungen von einem Chefarzt geleitet, der die medizinische Gesamtverantwortung trägt und für die Organisation seiner Abteilung verantwortlich ist. Er wird dabei von Oberärzten unterstützt, die zusammen mit ihm die Tätigkeit der Assistenzärzte überwachen und absichern.

2.1.2 Fortbildungspflicht der Fachärzte

Fragen:
Welche Ärzte müssen sich fortbilden?
Wie umfangreich ist die vorgeschriebene Fortbildung?
Wie wird die Fortbildung überprüft?
Welche Konsequenzen hat die Nicht-Erfüllung der Fortbildungspflicht?

Bis heute hält sich weit verbreitet die nie wissenschaftlich hinterlegte Schätzung der Halbwertszeit medizinischen Wissen von 5 Jahren (Sauerland und Waffenschmidt 2018). Ganz so rasant ist der Fortschritt aber nicht. Es ist vielmehr davon auszugehen, dass sich die medizinischen Erkenntnisse erst nach mehr als 20 Jahren verdoppeln (Sauerland und Waffenschmidt 2018). Dennoch muss eingeräumt werden, dass umfassende medizinische Darstellungen wie etwa Leitlinien nach 5 Jahren teilweise veraltete Empfehlungen machen (Anderson et al. 2014). Hinzu kommt, dass Ärzte innerhalb von 2 Jahren etwa 5 % ihres Fachwissens verlieren (Ramsey et al. 1991). Diese Fakten verdeutlichen die zwingende Verpflichtung der Ärzte zur Fortbildung. Diese ist durch das 5. Sozialgesetzbuch (SGBV) in § 95d (SGBV 1988) und die Fortbildungsordnung der Bundesärztekammer (2013) geregelt.

Demnach haben alle niedergelassenen Kassenärzte (Ärzte mit Zulassung zur kassenärztlichen Versorgung) innerhalb des gesetzlich vorgegebenen 5-Jahreszeitraums mindestens 250 sogenannte Fortbildungspunkte nachzuweisen. Die ordnungsgemäß abgeleistete Fortbildung wird in der Regel durch ein Zertifikat der Ärztekammer nachgewiesen. Erfüllt ein Vertragsarzt die Fortbildungspflicht nicht, wird er verpflichtet, die Fortbildung in einem bestimmten Zeitraum (z. Zt. 2 Jahre) nachzuholen. Kommt er auch dieser Verpflichtung nicht nach, droht ihm eine Honorarkürzung durch die Kassenärztliche Vereinigung, im Extremfall auch der Entzug der Kassenermächtigung.

In gleichem Maße gilt die Fortbildungspflicht mit Vorlage der entsprechenden Zertifikate durch die Ärztekammern auch für alle angestellten Fachärztinnen und Fachärzte, z. B. den von Krankenhäusern angestellten Fachärzten. Hier hat die ärztliche Leitung die ordnungsgemäße Abwicklung der vorgeschriebenen Fortbildung zu kontrollieren (GBA 2017a). Sanktionsmaßnahmen bei Nichterfüllung der Fortbildungsverpflichtung sind bislang nicht vorgegeben. Ärzte in Weiterbildung (Facharztausbildung) unterliegen keiner Fortbildungspflicht. Niedergelassene Fachärzte in reiner Privatpraxis unterliegen auch der Fortbildungspflicht, Kontrollen oder Sanktionen existieren bisher aber nicht.

In der Regel erhält ein Arzt einen Fortbildungspunkt, wenn er sich einer 45-minütigen fachbezogenen Fortbildungseinheit unterzieht. Bei mehrtägigen Kongressen im In- und Ausland werden 3 Punkte pro ½ Tag bzw. 6 Punkte pro Tag gewährt. Die Veranstalter tragen durch regelmäßige Anwesenheitskontrollen (z. B. 2 × tgl.) dafür Sorge, dass der betreffende Arzt an der Veranstaltung auch tatsächlich teilgenommen hat. Zusätzlich können Fortbildungspunkte auch durch den Nachweis des Studiums von Fachliteratur, das Abhalten wissenschaftlicher Vorträge und die Erstellung von Veröffentlichungen, Hospitationen in Gesundheitseinrichtungen und weitere spezielle Fortbildungsmaßnahmen erworben werden. Im Durchschnitt sollten sich alle Fachärzte dementsprechend jährlich eine volle Arbeitswoche Fortbildungsmaßnahmen unterziehen. Diese können natürlich auch abends nach Dienstschluss absolviert werden. Angestellte Fachärztinnen und Fachärzte haben dementsprechend in aller Regel vertraglich 5 Fortbildungstage jährlich (sogenannter Fortbildungsurlaub) zugesichert.

Der medizinische Leiter einer Fortbildungsveranstaltung hat rechtzeitig vor der Veranstaltung die Anzahl der bei der Maßnahme zu erreichenden Fortbildungspunkte bei der zuständigen Ärztekammer zu beantragen. Letztendlich bewertet die Ärztekammer die Maßnahme und gewährt entsprechend ihrer Vorgaben (s. o.) die Anzahl der Punkte für die einzelnen Veranstaltungen. Der Veranstalter und die Ärztekammern veröffentlichen die Fortbildungsmaßnahmen einschließlich der gewährten Fortbildungspunkte, um jedem Arzt den Umfang der Maßnahme mitzuteilen. Erfahrungsgemäß sind Veranstaltungen mit mehr Punkten attraktiver als Veranstaltungen mit wenigen bzw. nur 1 Punkt. Der jeweilige „Punktestand" kann vom Arzt bei der Ärztekammer eingesehen werden, so dass er leicht feststellen kann, ob er im Soll ist.

Antworten:

Alle angestellten Fachärzte sowie alle niedergelassenen Ärzte unterliegen der Fortbildungspflicht. Ausgenommen sind lediglich Ärzte in Weiterbildung.

Die Fortbildungspflicht gilt als erfüllt, wenn der Arzt innerhalb von 5 Jahren 250 Fortbildungspunkte erworben hat.

Die Erfüllung der Fortbildungspflicht wird von den Ärztekammern überprüft und entsprechend bescheinigt.

Wird die Fortbildungspflicht nicht erfüllt, muss sie innerhalb von 2 Jahren nachgeholt werden. Andernfalls drohen Honorarkürzungen oder sogar der Verlust der Kassenzulassung. Für angestellte Ärzte und niedergelassene Ärzte in reiner Privatpraxis bestehen keine Sanktionen.

2.1.3   Mindestmengenregelungen

Fragen:

Was bedeuten Mindestmengen in der Chirurgie und welche Regelungen existieren dazu?
Wo kann ich mich über die Fallzahl einer Klinik informieren?

Vom Gemeinsamen Bundesausschuss (GBA) wurden für bestimmte Eingriffe bei verschiedenen Krankheiten bzw. an einzelnen Organen Fallzahlen festgelegt, die mindestens in 1 Jahr in einer Einheit (Krankenhaus) erbracht werden müssen, um das Anrecht auf Vergütung durch den Patienten bzw. die Kostenträger zu erhalten. Wird die geforderte Mindestmenge nicht erreicht, so besteht für die Institution grundsätzlich kein Anrecht auf Vergütung (GBA 2018a). Daneben existieren Fallzahlen, die von den Fachgesellschaften mindestens gefordert werden, wenn sie der anfordernden Einheit ein Zertifikat über die besondere Kompetenz für die Behandlung eines speziellen Krankheitsbildes oder spezieller Operationen an einem Organ ausstellen sollen (vergl. Abschn. 2.1.4). Werden die Fallzahlen nicht erreicht, wird grundsätzlich das Zertifikat nicht erteilt.

Bei den vom GBA mit Mindestmengen belegten Maßnahmen handelt es sich um komplexe Eingriffe mit erheblichen Kosten für die durchführende Klinik. Die Nichtabrechenbarkeit bei Unterschreitung der Mindestmenge bedingt einen großen finanziellen Verlust, so dass die Institutionen schon allein deshalb sehr sorgsam kalkulieren müssen, ob genügend entsprechende Eingriffe erreicht werden oder nicht besser von vorneherein auf die Durchführung dieser Operation verzichtet wird. Andererseits handelt es sich aber auch um Eingriffe, die bei regelhaftem Verlauf und Abrechenbarkeit durchaus lukrativ für die durchführende Einheit sein können (z. B. Kniegelenkersatz).

Allgemein wird davon ausgegangen, dass häufig bzw. regelmäßig durchgeführte Maßnahmen qualitativ besser erledigt werden als nur sporadisch ausgeführte. Grundsätzlich sollte das auch für medizinische Maßnahmen, insbesondere Operationen und andere komplexe Eingriffe gelten (Osterloh 2017). Dennoch wurde und wird die Diskussion um Mindestmengen in der Chirurgie heftig geführt. Gegenstand der Diskussion ist unter anderem die Festlegung auf eine abstrakte Zahl als Mindestmenge, für die sich nur schwer eine messbare Schrankenfunktion ergibt (Buia und Hanisch 2015; Pieper et al. 2014). Auch wird bei Mindestmengen gelegentlich darüber diskutiert, dass in Kliniken mit fraglicher Erreichung dieser Fallzahl die Operationsindikation eher großzügig gestellt werden könnte.

Tab. 2.2 Vom GBA vorgeschriebene Mindestmengen

Eingriff	Mindestmenge (GBA)
Lebertransplantation	20
Nierentransplantation	25
Komplexe Eingriffe Speiseröhre	10
Komplexe Eingriffe Bauchspeicheldrüse	10
Stammzellentransplantation	25
Kniegelenk-Totalendoprothese	50
Versorg. Neugeborener unter 1250 g	14

Da es sich bei den Maßnahmen mit Mindestmengen um komplexe Eingriffe mit höherem Komplikationsrisiko handelt, wird auch nicht ausgeschlossen, dass gerade das Komplikationsmanagement in den Kliniken mit höheren Fallzahlen besser ist (Gastinger et al. 2018). Das liegt möglicherweise daran, dass in den letztgenannten Kliniken mehrere Ärzte vorhanden sind, die die entsprechende Operation beherrschen und damit im Bedarfsfall eher ein kompetenter Arzt zur Behandlung der Komplikation zur Verfügung steht.

Aktuell werden vom GBA für 7 Maßnahmen bzw. Operationen Mindestmengen festgelegt (Tab. 2.2). Dabei sind die Mindestmengen deutlich niedriger als die von den medizinischen Fachverbänden geforderten Fallzahlen, die zur Erlangung eines Zertifikates (Abschn. 2.1.4) eingefordert werden. Da sowohl die medizinischen Fachgesellschaften als auch die Krankenkassen von einer besseren Qualität bei höheren Fallzahlen ausgehen, ist zu erwarten, dass sich auch die Gesetzgebung dem nicht verschließt und der GBA zukünftig höhere Fallzahlen fordern wird.

Je schwerwiegender eine Erkrankung ist und je komplexer eine Operation, desto gründlicher sollte ein Patient sich überlegen, wo und von wem er sich behandeln bzw. operieren lässt. Die vom GBA derzeit festgelegten Mindestmengen sind sehr niedrig. Wesentlich sinnvoller erscheinen da beispielhaft die geforderten Fallzahlen der deutschen Gesellschaft für Allgemein- und Viszeralchirurgie mit n = 20 bei Speiseröhreneingriffen und n = 40 für Operationen an der Bauchspeicheldrüse. Auch die deutsche Krebsgesellschaft stellt wesentlich höhere Ansprüche für eine Zertifikatserteilung (siehe Abschn. 2.1.4). Wenn eine Einrichtung ein Zertifikat für spezielle Maßnahmen von einer der Fachgesellschaften erhalten hat, ist davon auszugehen, dass sie über eine so gute operative und personelle Ausstattung verfügt, wie sie für die Behandlung im Speziellen erforderlich ist (siehe auch Abschn. 2.1.4).

Im Zweifel sollte sich der Betroffene genau erkundigen, ob die Institution über ein entsprechendes Zertifikat verfügt. Auch Fragen an den Arzt/Operateur über seine operative Erfahrung sind nicht verboten. Wenn dabei jemand nicht bereit ist, konkrete Angaben zu machen oder sich darüber hinweg setzen sollte, bestehen begründete Zweifel an der Kompetenz. Ohnehin sollte man in besonders schwierigen Situationen eher großzügig von dem Recht auf die Einholung einer Zweitmeinung Gebrauch machen (Abschn. 2.3). Wenn auch dadurch keine eindeutige Klärung möglich ist, soll unbedingt ein überregionales Kompetenzzentrum befragt werden. Angaben über die Einhaltung von Mindestmengen finden sich in den Qualitätsberichten der Krankenhäuser (Abschn. 2.1.7). Nimmt eine Einrichtung an der Initiative Qualitätsmedizin (IQM, Abschn. 2.1.8.4) teil, kann man über die dabei erfassten und auf den Krankenhaus-Internet-Seiten zu veröffentlichenden Daten auch einen Überblick über die Fallzahlen der Klinik erhalten.

Antworten:

Der GBA hat für 7 komplexe medizinische Leistungen Mindestmengen festgelegt. Werden weniger Eingriff durchgeführt, besteht kein Anrecht auf Vergütung. Auch beim Erwerb eines Zertifikats der medizinischen Fachgesellschaften müssen Mindestmengen nachgewiesen werden.

Angaben zur Einhaltung von Mindestmengen und anderer Fallzahlen finden sich in den Qualitätsberichten der Krankenhäuser.

Kliniken mit Teilnahme an IQM veröffentlichen für viele Maßnahmen ihre entsprechenden Fallzahlen.

2.1.4   Zertifizierung und Zentrumsbildung

Fragen:

Was wird in medizinischen Einrichtungen zertifiziert?
Welche Bedeutung hat der Begriff „Zentrum" in der Medizin?
Welche Zentren gibt es und wie kann ich sie finden?
Wodurch unterscheiden sich Fachabteilungen in verschiedenen Krankenhäusern?
Wie finde ich die für meine Erkrankung geeignete Behandlungsstätte?

Bei einer Zertifizierung wird die Einhaltung bestimmter Vorgaben (Normen) durch eine unabhängige Institution überprüft. Bei einem positiven Ergebnis erhält die überprüfte Einrichtung darüber eine Bescheinigung (Zertifikat).

Im Gesundheitswesen existieren Zertifizierungsverfahren für die Organisation als Ganzes (z. B. ein Krankenhaus) bzw. bestimmte Bereiche davon (z. B. chirurgische Abteilung). Bei diesen Verfahren werden Strukturen und Prozessabläufe unter die Lupe genommen und somit letztendlich das Qualitätsmanagementsystem der Einrichtung beurteilt (Ertl-Wagner et al. 2013). Beispiel hierfür ist die Zertifizierung nach DIN EN ISO (Deutsches Institut für Normierung), die von akkreditierten Zertifizierungsgesellschaften vorgenommen werden, die unter Umständen auch ganz andere Bereiche von Industrie und Wirtschaft überprüfen. Ein medizinisch-spezifisches Verfahren wird von der Kooperation für Transparenz und Qualität im Gesundheitswesen (KTQ) angeboten. Die Zertifizierungsinstitute arbeiten nicht selten im Auftrag bzw. unter der Trägerschaft verschiedener Mitglieder der Selbstverwaltung im Gesundheitswesen (s. o.).

Gewöhnlich sagen diese Zertifikate nichts über die Ergebnisqualität (Behandlungsergebnisse) aus, sondern beziehen sich nur auf Struktur- bzw. Ablaufqualität. Immerhin sind die beiden letztgenannten Qualitätsformen im Gesundheitswesen von großer Bedeutung, so dass zertifizierte Einrichtungen in aller Regel Vorteile gegenüber nicht zertifizierten Einrichtungen aufweisen können. Schließlich tragen gute Strukturen und gute Prozessabläufe auch zu guten Ergebnissen bei.

Daneben gibt es Zertifizierungen, die organbezogen sind (z. B. Schilddrüsenzentrum) oder bestimmte Erkrankungen im Fokus haben (z. B. Darmkrebszentrum). Diesen Zertifizierungssystemen liegen zusätzlich zu den Inhalten von DIN EN ISO oder KTQ die Anforderungskataloge der zuständigen medizinischen Fachgesellschaften (z. B. Deutsche Krebsgesellschaft, Deutsche Gesellschaft für Allgemein- und Viszeralchirurgie) zugrunde. Dabei handelt es sich um spezifische, auf den Gegenstand der Zertifizierung abzielende Kriterien, wie die Ausbildung der Operateure, die Einbeziehung anderer Fachabteilungen und Institutionen, aber auch jährliche Mindestfallzahlen für Operateure und Institutionen (s. o., Abschn. 2.1.3) sowie die Überprüfung der Behandlungsergebnisse. Diese Anforderungen gehen deutlich über die vom GBA (s. o.) vorgeschriebenen Mindestmengen (Abschn. 2.1.3) hinaus. Wenn eine Institution aufgrund eines derartigen Zertifizierungsverfahrens das entsprechende Gütesiegel erhält, wird das durch die Benutzung des Begriffs „Zentrum" in Bezug auf den jeweiligen Gegenstand der Zertifizierung, also z. B. Darmkrebszentrum, zum Ausdruck gebracht.

Besondere Bedeutung haben die Zertifizierungen bei Krebserkrankungen, die im Auftrag der Deutschen Krebsgesellschaft (DKG) durch das unabhängige Zertifizierungsinstitut „OnkoCert" durchgeführt werden (DKG 2018). Die DKG setzt sich seit Jahren für ein dreistufiges Modell der Krebsversorgung ein. Grundlage sind dabei die zertifizierten Zentren. Darunter sind Netzwerke aus stationären und ambulanten Einrichtungen zu verstehen, in denen alle an der Behandlung eines Krebspatienten beteiligten Fachrichtungen eng zusammenarbeiten. Dazu gehören nicht nur die Operateure und diagnostizierenden Internisten sowie

Tab. 2.3 Zertifizierungen der DKG

Brustkrebszentrum
Darmkrebszentrum
Gynäkologisches Krebszentrum
Hautkrebszentrum
Kinderonkologisches Zentrum
Kopf-Hals-Tumorzentrum
Lungenkrebszentrum
Neuroonkologisches Zentrum
Prostatakrebszentrum
Sarkomzentrum (Erprobungsphase)
Im Rahmen Viszeralonkologisches Zentrum:
Speiseröhrenkrebs
Magenkrebs
Leberkrebs
Bauchspeicheldrüsenkrebs

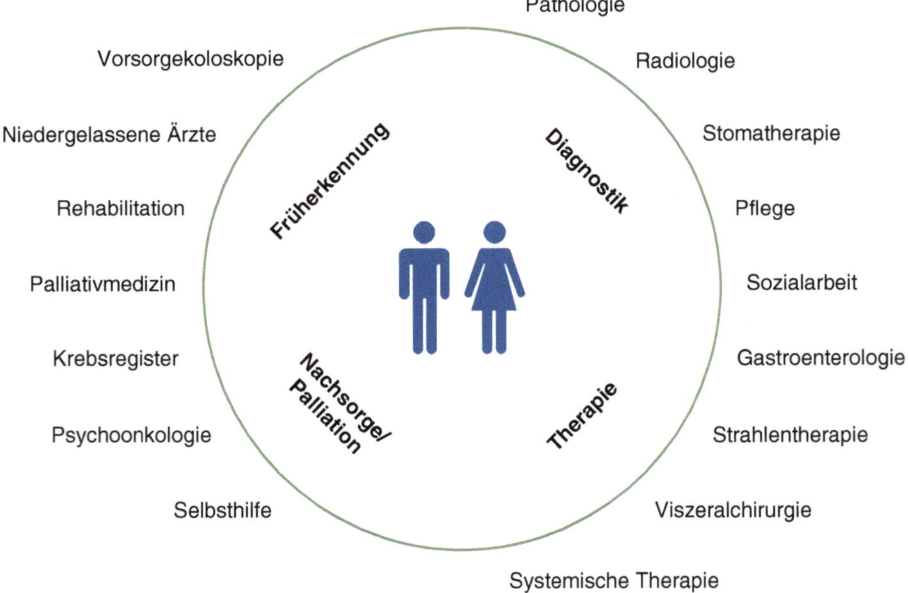

Abb. 2.1 Das Zentrumsmodell der deutschen Krebsgesellschaft am Beispiel eines Darmkrebszentrums (n. Huthmann, Deutsche Krebsgesellschaft)

Strahlentherapeuten, Pathologen und Experten für medikamentöse Tumortherapie (Onkologen), sondern unter anderem auch onkologisch ausgebildete Pflegekräfte, Psychoonkologen und Sozialarbeiter. In Tab. 2.3 sind die derzeit von OnkoCert durchgeführten Zertifizierungsverfahren aufgelistet. Abb. 2.1 verdeutlicht das System am Beispiel eines Darmkrebszentrums.

Die Zertifizierung dieser Zentren zielt darauf ab, die Versorgungsqualität zu verbessern. Dies wird durch die Bündelung von Kompetenzen und die bessere Koordination zwischen den zusammengeschlossenen Kliniken und Fachabteilungen und die damit verbundenen verbesserten strukturellen Abläufe erreicht. Die Entscheidungswege werden verkürzt, die vorhandenen Ressourcen und Infrastrukturen besser ausgenutzt und die fachübergreifenden Kenntnisse und Erfahrungen der medizinischen Spezialisten somit besser ausgeschöpft. Den Patienten, aber auch den Ärzten steht in diesen Zentren das fachübergreifende Know-how des gesamten Zentrums zur Verfügung. Medizinische Spezialisten anderer Fachbereiche können direkt hinzugezogen werden und infrage kommende diagnostische und therapeutische Möglichkeiten besser ausgenutzt werden (DKG 2018). Außerdem müssen derartige Zentren regelmäßig eine gute Ergebnisqualität nachweisen, was jährlich von unabhängigen Gutachtern überprüft wird.

Neben der Verbesserung der Patientenversorgung sollen Patienten durch die zertifizierten Zentren bei der Suche nach einer geeigneten medizinischen Einrichtung für die Behandlung ihrer Krankheit unterstütz werden. An dem Zertifikat sollen Patienten erkennen können, dass es sich bei der Einrichtung nachweislich um eine Institution handelt, die die Qualitätsanforderungen und Leitlinien der jeweiligen Fachgesellschaften umsetzt. Patienten können sich also sicher sein, dass ihre Behandlung durch erfahrene Ärzte bei einer hinreichenden jährlichen Mindestfallzahl auf dem aktuellen Stand der Wissenschaft erfolgt und hohe Qualitätsmaßstäbe eingehalten werden.

Eine Abstufung der Krebszentren erfolgt dahingehend, dass eine Einrichtung (Krankenhaus) auf die Behandlung einer Krebsart spezialisiert sein kann als *Organkrebszentrum* (z. B. Darmkrebszentrum). Betreut die Institution mindestens 3 Tumorarten unter einem Dach (z. B. Darm-, Prostata- Brustkrebs), so kann sie sich als *onkologisches Zentrum* zertifizieren lassen. Liegt zusätzlich der Schwerpunkt der Einheit auf der Entwicklung neuer Therapiestrategien, so kann sie sich als *onkologisches Spitzenzentrum* (CCC = comprehensive cancer center) zertifizieren lassen.

Für die Tumorkrankheiten des Bauchraums besteht darüber hinaus die Möglichkeit, sich als *Viszeralonkologisches Zentrum* zertifizieren zu lassen. Voraussetzung ist die Vorhaltung eines zertifizierten Darmkrebszentrums, das dann durch den Nachweis einer besonderen Kompetenz in der Behandlung von Speiseröhren- und/oder Magen-, Leber-, Bauchspeicheldrüsenkrebs ergänzt wird. Eine alleinige Zertifizierung als Organkrebszentrum ist bei diesen Organen durch die deutsche Krebsgesellschaft nicht vorgesehen. Das ist insofern nicht unproblematisch, als es Kliniken gibt, die Schwierigkeiten haben, die nötige Fallzahl für ein Darmkrebszentrum zu erreichen, aber auf einem anderen Gebiet wie beispielsweise der Leberchirurgie große Erfahrung haben. Diese Kliniken können sich aber durch ein Zertifikat der deutschen Gesellschaft für Allgemein- und Viszeralchirurgie ihre besondere Kompetenz auf dem entsprechenden Gebiet bescheinigen lassen (s. u.).

Das Zertifizierungssystem der DKG wird ständig weiterentwickelt. So befindet sich die Zertifizierung zum Sarkomzentrum derzeit in der Erprobung. Es ist davon auszugehen, dass auch diesbezüglich künftig zertifizierte Zentren existieren, was gerade bei diesen Tumoren für die betroffenen Patienten von großer Bedeutung ist.

Der Erhebungsbogen und damit die Anforderungen der deutschen Krebsgesellschaft zur Erlangung eines der vorgenannten Zertifikate sind im Internet frei zugänglich (DKG 2018 → Erhebungsbogen). Aufgrund dieser nicht unerheblichen Anforderungen ist sichergestellt, dass nur Kliniken, die über eine wirklich große Expertise in dem betreffenden Bereich verfügen, das entsprechende Zertifikat erhalten.

Die von der deutschen Krebsgesellschaft bisher zertifizierten Zentren sind über das Portal „OncoMap" einzusehen, das ständig aktualisiert wird (OncoMap 2018). Da der Erhebungsbogen zur Zertifizierung beim Speiseröhrenkrebs erst kürzlich fertiggestellt wurde und sich die Zertifizierung als Sarkomzentrum noch in der Erprobung befindet, sind diese Tumorzentren noch oft mit dem Zusatz „S-" für Schwerpunkt, also etwa S-Sarkome, gekennzeichnet. Damit wird zum Ausdruck gebracht, dass bisher noch keine Kennzahlen wie Mindestmengen etc. abgefragt wurden. Das soll bis zum Jahr 2020 geändert werden, d. h. die Schwerpunkte sollen dann durch zertifizierte Zentren ersetzt werden, die Mindestfallzahlen und eine gute Ergebnisqualität nachweisen müssen. Das ist auch notwendig, denn bei den Schwerpunkten ist nicht zwangsläufig eine besondere Expertise gegeben. Danach sollte ggf. gefragt werden.

Neben der Deutschen Krebsgesellschaft ermöglichen auch andere medizinische Fachgesellschaften, insbesondere die deutsche Gesellschaft für Allgemein- und Viszeralchirurgie (DGAV) Zertifizierungen in der Medizin (DGAV 2018). Diese betreffen einzelne Organe (z. B. Schilddrüse und Nebenschilddrüse), einzelne Krankheitsbilder (z. B. Hernien) oder bestimmte Operationsverfahren (z. B. minimalinvasive Chirurgie). Bei diesen Zertifikaten spielen selbstverständlich auch die Krebsoperationen eine große Rolle, allerdings mit besonderem Augenmerk auf den operativen Eingriff. Die Anforderungen hinsichtlich der chirurgischen Expertise sind bei diesen Verfahren meistens noch höher als bei der deutschen Krebsgesellschaft, die Infrastruktur eines Organkrebszentrums ist in aller Regel ohnehin vorhanden.

Tab. 2.4 Zertifizierungen durch DKG und DGAV (Stand 15.9.2018)

DKG (Krebserkrankung)		DGAV	
Darm	293	Koloproktologie	59
Leber	20	Minimal invasive Chirurgie	58
Magen	35	Adipositaschirurgie	64
Bauchspeicheldrüse	111	Pankreaschirurgie	22
Speiseröhre*	75	Leberchirurgie	11
Sarkom*	21	Schilddrüse (endokr. Chirurg.)	39
		Magen/Speiseröhre	6
		Hernien	84
		Chirurgie Peritoneum	9
		Chir. Endoskopie	6
Alle	555	Alle	298

*Schwerpunkte

Eine Liste der von der Deutschen Gesellschaft für Allgemein- und Viszeralchirurgie angebotenen Zertifizierungen ist der Tab. 2.4 zu entnehmen. Die Anforderungskataloge werden von den Arbeitsgemeinschaften dieser Gesellschaft erstellt (DGAV 2018 ➜ Zertifizierungsordnung). Im Mittelpunkt dieser Verfahren steht die operative Qualität, die durch regelmäßige Vorstellung der Ergebnisse darzulegen ist. Auch sind hier Mindestmengen vorgegeben. Die Zertifizierungen erfolgen in verschiedenen Kompetenzstufen. Kompetenzzentrum ist eine Abteilung, deren personelle und sachliche Ausstattung und Erfahrung eine qualitativ gute und -soweit vorhanden- auch leitliniengerechte Behandlung sicherstellt. Ein Referenzzentrum weist zusätzlich zu den für ein Kompetenzzentrum geltenden Bedingungen Weiterbildungsbefugnisse und wissenschaftliches Arbeiten nach. Ein Exzellenzzentrum ist eine der führenden und größten Einrichtungen in klinischer Erfahrung, personeller und sachlicher Ausstattung sowie wissenschaftlicher Arbeiten in dem jeweiligen Fachbereich (DGAV 2018).

Unabhängig von den genannten Kriterien für die Zuordnung zu einer der Kategorien unterscheiden sich Referenz- und Excellenzzentren in der Regel auch durch höhere vorgegebene Mindestfallzahlen und weitere Voraussetzungen untereinander bzw. von einem Kompentenzzentrum. Entsprechend zertifizierte Zentren sind über die DGAV zu finden (DGAV 2018 ➜ Zertifizierte Zentren).

Die Deutsche Gesellschaft für Angiologie führt in Zusammenarbeit mit der Deutschen Gesellschaft für Gefäßchirurgie und der Deutschen radiologischen Gesellschaft Zertifizierungen von Gefäßzentren durch. Diese befassen sich schwerpunktmäßig mit der ganzheitlichen Versorgung von Patienten mit Gefäßerkrankungen, wie beispielsweise der peripheren arteriellen Verschlusskrankheit (Schaufensterkrankheit), der Thrombose oder dem Lymphödem.

Spezialisten und Einrichtungen, die große Erfahrungen mit Diagnose und Behandlung der Endometriose haben, können sich von der Endometriose-Vereinigung Deutschland, der europäischen Endometriose-Liga und der Stiftung Endometriose-Forschung als Endometriose-Zentrum zertifizieren lassen.

Eine Zertifizierung ist auch hinsichtlich der Implantation von Kunstgelenken möglich und wird durch das Institut „EndoCert" durchgeführt. Dabei können sich orthopädisch/unfallchirurgische Kliniken, die dem Anforderungskatalog der Zertifizierungsinstitution entsprechend, als Endoprothetik-Zentrum (EPZ) oder Endoprothetik-Zentrum der Maximalversorgung (EPZ max) zertifizieren lassen.

Ein Tochterunternehmen von OnkoCert (s. o.), die Firma ClarCert, zertifiziert nephrologische Schwerpunktkliniken sowie interdisziplinäre Kontinenz- und Beckenbodenzentren, die sich schwerpunktmäßig der Behandlung von Patienten mit Harn- und Stuhlinkontinenz annehmen. Im operativen Bereich gibt es darüber hinaus weitere Zertifizierungen, z. B. im Bereich der Wirbelsäulenchirurgie. Hier wird von dem Zertifizierungsdienstleister „CertIQ" als akkreditiertes Unternehmen eine 3-stufige (Level 1–3) Zertifizierung im Auftrag der Deutschen Wirbelsäulengesellschaft vorgenommen.

Weitere Zertifizierungsverfahren gibt es für Perinatal Zentren (Neu- und Frühgeborenenmedizin), Mammografiescreening-Zentren, Radiologiezentren und andere.

Zunehmende Bedeutung erlangt die Zertifizierung von sogenannten Alterstraumazentren. Hier werden die Struktur und die Behandlungsmaßnahmen bei betagten Menschen in den Fokus genommen. Dabei spielt die interdisziplinäre Behandlung eine besondere Rolle. Diese Patienten leiden oft an einer Fülle von internistischen und neurologischen Erkrankungen, zu denen dann noch ein Knochenbruch, meistens ein Oberschenkelhalsbruch, hinzukommt. Bei diesen Patienten ist es wichtig, dass von Beginn an der Geriater (Geriatrie = Altersmedizin, Zusatzweiterbildung nach Facharztanerkennung) an der Behandlung teilnimmt. Die bisherigen Erfahrungen mit derartigen Zentren zeigen eindeutig, dass das Behandlungsergebnis deutlich besser ist und mehr Patienten in ihre gewohnte Umgebung zurückkehren als bei einer nichtinterdisziplinären Versorgung.

Nicht immer basiert die Benutzung des Begriffs „Zentrum" auf dem erfolgreichen Durchlaufen eines Zertifizierungsverfahrens, denn der Begriff ist grundsätzlich nicht geschützt. Deshalb kann sich prinzipiell jede Einrichtung in Deutschland als „Zentrum" bezeichnen (BÄK 2018a). Davon wird auch reger Gebrauch gemacht, da mit dem Begriff Marketingeffekte verbunden werden. Deshalb musste sich auch die Rechtsprechung schon mit der Anwendung des Begriffes dahingehend beschäftigen, ob diese Bezeichnung im Einzelfall gerechtfertigt bzw. nicht gerechtfertigt ist oder sogar irreführend sein könnte. So wird in einem Urteil des Bundesgerichtshof (BGH 2012) ausgeführt, dass der Begriff „Zentrum" im Grundsatz immer noch für eine besondere Kompetenz, Ausstattung und Erfahrung einer Einrichtung steht. In dem konkreten Fall sah der BGH in der Benutzung dieser Bezeichnung den Tatbestand der irreführenden Werbung als gegeben an. Man sollte sich also nicht alleine von dem Begriff blenden lassen und dahinter zwangsläufig eine besondere Qualität vermuten. „Selbsternannte Zentren" **ohne** die Grundlage eines Zertifizierungsprozesses sind daher kritisch zu sehen und sollten von Patienten keinesfalls zwangsläufig als Einrichtung mit besonderer Qualität z. B. bei der Wahl eines Krankenhauses angesehen werden.

Es gibt auch solche Zentren, die z. B. aus Ermangelung eines adäquaten Zertifizierungssystems nicht über ein Zertifikat verfügen oder sich nicht dem aufwändigen Zertifizierungsprozess unterziehen wollen, aber trotzdem über eine besondere Kompetenz in einem bestimmten Bereich verfügen. Das sollte ggf. hinterfragt werden. Einrichtungen mit besonderer Expertise werden keine Probleme haben, das entsprechend darzustellen.

Es gibt mittlerweile flächendeckend eine Vielzahl zertifizierter chirurgischer Einrichtungen in Deutschland. Die DKG hat bisher (Stand 15.09.2018) 555 Zertifikate (incl. Schwerpunkte) vergeben, die DGAV 298 (Tab. 2.4).

Zertifizierungen im Gesundheitswesen werden nicht nur positiv gesehen, sondern auch als Zeit- und Papierfresser abgetan (Costa 2014). Diese Form des Kompetenz- und Qualitätsnachweises wird jedoch von (fast) allen Akteuren im deutschen Gesundheitswesen begrüßt und von den Fachgesellschaften unterstützt. Ziel ist ganz klar die Konzentrierung der medizinischen Leistungserbringung.

Dem medizinischen Laien helfen Zertifikate bei der Suche nach einer kompetenten Einrichtung zur Behandlung seiner Krankheiten. Sicher kann auch jenseits vorhandener Zertifikate eine gute medizinische Versorgung stattfinden. Ein entsprechender, objektiver Qualitätsnachweis ist dann allerdings schwieriger und für Laien oft kaum mehr aufzufinden. Kliniksuchmaschinen haben ihre eigene Problematik (Abschn. 2.4), und die vorgeschriebenen Qualitätsberichte (Abschn. 2.1.7) der Krankenhäuser sind für Laien oft kaum zu durchdringen. Viele Patienten folgen den Empfehlungen ihrer Haus- und Fachärzte oder entscheiden subjektiv aufgrund von Erfahrungen und Hinweisen aus dem persönlichen Umfeld bzw. aufgrund einer eigenen Internetrecherche.

Dabei ist aber Vorsicht geboten. Bestimmte Inhalte können falsch verstanden werden, sie können aber auch „missverständlich" dargestellt sein. Bei selbst ernannten Zentren, denen kein durchlaufenes Zertifizierungsverfahren zugrunde liegt, ist sehr kritisch die dargestellte, besondere Expertise, die durchaus vorhanden sein kann, zu hinterfragen.

Trotz der hohen Ansprüche, die an die Vergabe der Zertifikate der DKG und der DGAV geknüpft sind, sollte jeder Patient seine individuelle Situation mit einem kompetenten Arzt, beispielsweise seinem Hausarzt, besprechen.

Antworten:

Krankenhausabteilungen können mit dem Erwerb verschiedener Zertifikate ihre besondere Kompetenz bei unterschiedlichen Krankheiten/Operationen darstellen und sich somit auch von einander abgrenzen.

Mit dem Begriff „Zentrum" wird (auch rechtlich) eine besondere Kompetenz, Ausstattung und Erfahrung verbunden. Der Begriff ist aber nicht geschützt, so dass er auch ohne Vorliegen eines entsprechenden Zertifikats benutzt wird.

Auch jenseits der Zertifikate ist gute Medizin möglich. Sowohl die medizinischen Fachgesellschaften als auch die Kostenträger empfehlen jedoch die Zertifizierungen.

Je seltener oder schwerwiegender eine Erkrankung ist, desto wichtiger ist die Versorgung in einer spezialisierten Einrichtung.

Haus- und Fachärzte wissen meistens ganz gut um die Qualität der umliegenden Krankenhäuser, sind aber nicht zwangsläufig frei von subjektiven Eindrücken und können nicht das ganze Spektrum der modernen Medizin überblicken.

Die deutsche Gesellschaft für Allgemein- und Viszeralchirurgie, die deutsche Krebsgesellschaft, die Krankenkassen/-versicherungen und nicht zuletzt die Selbsthilfegruppen können wichtige Hilfestellungen bei der Suche nach einer geeigneten Behandlungseinrichtung geben.

Zertifizierte Einrichtungen sind über die Portale der DKG und der DGAV zu finden.

2.1.5 Richtlinien und Leitlinien

Fragen:

Wie wird dafür gesorgt, dass meine Behandlung nach anerkannten Regeln erfolgt?
Was sind Richtlinien und Leitlinien?
Welche Bedeutung haben sie?
Wie kann ich sie finden?

Im Gesundheitssystem sind neben den verschiedenen Gesetzen viele Sachverhalte durch *Richtlinien* geregelt. Dabei handelt es sich um Handlungsvorschriften, die von Institutionen oder Behörden wie dem Gemeinsamen

Bundesausschuss (GBA), der Bundesärztekammer (BÄK) oder anderen erlassen werden. Sie haben eine gesetzliche Grundlage und sind somit bindend. Ihre Inhalte entsprechen „dem aktuellen Stand der Erkenntnisse der medizinischen Wissenschaft" (BÄK 2018b). Werden sie nicht beachtet, wird von Fehlverhalten ausgegangen. Richtlinien sind frei zugänglich und im Internet über Suchmaschinen oder die herausgebende Institution zu finden. Als Beispiele seien verschiedene Richtlinien der BÄK im Bereich der Transplantationsmedizin (Abschn. 3.13) oder zum Umgang mit Blutprodukten (Abschn. 3.3) sowie des GBA zum Qualitätsmanagement oder der Krebsfrüherkennung (Abschn. 2.1.7 und 2.1.8) genannt.

Die zahlreichen, zu den verschiedensten Themen der Gesundheitsversorgung vorliegenden *Leitlinien* sind Handlungsempfehlungen, die Ärzte (und Patienten) bei der Entscheidungsfindung unterstützen sollen (BÄK 2018b). Sie haben keinen rechtlich bindenden Charakter, sondern gelten als „Handlungskorridore, von denen in begründeten Fällen abgewichen werden kann oder sogar muss" (AWMF 2018e Was sind Leitlinien). Sie entstehen unter Berücksichtigung des gesamten aktuell verfügbaren Wissens zu den einzelnen Themen, das umfassend dargestellt wird. Davon ausgehend werden Feststellungen und Empfehlungen abgeleitet. In Abhängigkeit von deren wissenschaftlich begründeter Aussagekraft erfolgt eine Abstufung (AWMF 2018d Regelwerk Leitlinien):

- S1 Leitlinie: von Expertengruppe in Absprache erarbeitet.
- S2 Leitlinie: Formale Abstimmung durch repräsentatives Expertengremium (S2k) oder aufgrund solider wissenschaftlicher Erkenntnisse (S2e).
- S3 Leitlinie: Solide wissenschaftliche Erkenntnisse, formale Abstimmung durch repräsentatives Expertengremium

Die Qualität einer S3-Leitlinie ist dementsprechend am höchsten. Zu vielen darin enthaltenen Empfehlungen werden die Güte ihrer wissenschaftlichen Grundlage (Evidenzniveau), das Ausmaß der Zustimmung der Experten (Konsensstärke) und der sich daraus unter Berücksichtigung weiterer Kriterien ergebende Empfehlungsgrad (GdE) angegeben.

Das Evidenzniveau wird dabei zurückgehend auf das amerikanische Institut für Forschung im Gesundheitswesen (zitiert nach AWMF 2018a Leitlinienmanual) in 5 Stufen eingeteilt, je nachdem ob den Feststellungen wissenschaftlich hochwertige Studien (1a und 1b) oder weniger hochwertige Studien (2 und 3) zugrunde liegen oder ob es sich um Fallbeschreibungen bzw. Expertenmeinungen ohne Studiennachweis handelt (4 und 5). Stimmen einer Empfehlung über 95 % der beteiligten Experten zu, wird das als starker

Konsens bewertet, bei Übereinstimmung von 75 % und mehr als Konsens (AWMF 2018c Strukturierte Konsensfindung).

Folgende Empfehlungsgrade werden unterschieden: A – starke Empfehlung (soll/soll nicht), B – Empfehlung (sollte/sollte nicht), 0 – Empfehlung offen (kann erwogen werden/kann verzichtet werden) (AWMF 2018b Graduierung der Empfehlung).

Aufgrund dieser sehr differenzierten Abstufungen lassen sich die einzelnen Aussagen einer Leitlinie gut einordnen. Beispielsweise wird in der S3-Leitlinie zum Darmkrebs unter Punkt 7.6. ausgeführt: „Die laparoskopische Resektion des Kolon- und Rektumkarzinoms kann bei entsprechender Expertise des Operateurs und geeigneter Selektion mit gleichen onkologischen Ergebnissen im Vergleich zur offenen OP-Technik durchgeführt werden." Dazu wird als Evidenzniveau (Level of Evidence) 1a (= höchste Stufe, ist durch mehrere hoch qualifizierte Studien nachgewiesen), starker Konsens (d. h. Zustimmung von über 95 % der Experten) und der Empfehlungsgrad A (=höchste Stufe) angegeben.

Herausgegeben werden Leitlinien von der Arbeitsgemeinschaft der wissenschaftlichen medizinischen Fachgesellschaften (AWMF), einzelnen medizinischen Fachgesellschaften sowie Berufsverbänden und der BÄK. Neben den ärztlichen Leitlinien gibt es auch entsprechende Fachinformationen für Patienten (Patientenleitlinien).

Leitlinien sind üblicherweise im Internet frei zugänglich entweder über die Seiten des Herausgebers (z. B. AWMF) oder über Suchmaschinen mit Eingabe „Leitlinie" bzw. „Patientenleitlinie" und der Krankheitsbezeichnung bzw. dem Gegenstand der Recherche.

Obwohl Leitlinien nicht rechtsbindend sind, sollte abweichendes Vorgehen gut begründet und dokumentiert sein. Medizinrechtler kennen die Leitlinien meistens recht gut und werden im Streitfall genau nach dem Grund für ein anderes Vorgehen fragen. Auch der medizinische Laie kann sich in Leitlinien informieren, selbst wenn die Angaben in erster Linie für Ärzte gedacht sind und daher manches für Nicht-Mediziner schwer zu verstehen sein mag. Möglicherweise findet man dann besser verständliche Informationen in den allerdings noch nicht so zahlreich vorliegenden Patientenleitlinien.

Antworten:

Nach Paragraf 135a, SGBV müssen ärztliche Leistungen generell „dem jeweiligen Stand der wissenschaftlichen Erkenntnisse entsprechen und in der fachlich gebotenen Qualität erbracht werden". Der aktuelle Wissensstand ist für sehr viele Sachverhalte und medizinische Themen in Richt- und Leitlinien dargestellt.

Richtlinien im Gesundheitswesen sind bindende Handlungsvorschriften für den jeweiligen Adressaten.

> Leitlinien sind Handlungsempfehlungen, die aufgrund des gesamten aktuell verfügbaren Wissens zu bestimmten medizinischen Themen von medizinischen Fachverbänden oder der BÄK herausgegeben werden. Sie dienen der Qualitätssicherung und sollen Ärzte bei der Entscheidungsfindung unterstützen. Abweichendes Vorgehen muss gut begründet sein.
> Richt- und Leitlinien sind frei zugänglich und im Internet zu finden.

2.1.6   Externe vergleichende Qualitätssicherung

Fragen:

Welche Maßnahmen werden vorschriftsmäßig im deutschen Gesundheitswesen regelmäßig überprüft?
Wer führt die Prüfungen durch?
Kann man die Ergebnisse einsehen?

In § 135a des 5. SGB ist festgeschrieben, dass sich Krankenhäuser an einrichtungsübergreifenden Maßnahmen der Qualitätssicherung zu beteiligt haben, um die Qualität ihrer Leistungen abzusichern und zu verbessern. Das Krankenhaus überprüft nicht selbst seine Qualität, sondern externe Stellen messen und bewerten die Qualität nach einem einheitlichen Verfahren und veranlassen bei auffälligen Ergebnissen Verbesserungen beim Krankenhaus. Unter dem Begriff vergleichend ist zu verstehen, dass durch deutschlandweit standardisierte Ermittlungen der Qualitätsergebnisse schließlich die Qualität von Krankenhäusern untereinander vergleichbar wird.

Wesentliche Ergebnisse der externen vergleichenden Qualitätssicherung sind in den vorgeschriebenen Qualitätsberichten der Krankenhäuser zu veröffentlichen. Letztendlich soll damit der Allgemeinheit die Möglichkeit gegeben werden, die Qualität verschiedener Krankenhäuser miteinander zu vergleichen, um somit eine Hilfestellung bei der Wahl einer Klinik für eine bestimmte Behandlung zu geben. Dazu existieren mittlerweile Kliniksuchmaschinen (siehe Abschn. 2.4), die den Patienten dabei behilflich sein sollen.

Vom Gesetzgeber wurde die Ausgestaltung von Verfahren und Instrumenten für die externe vergleichende Qualitätssicherung dem gemeinsamen Bundesausschuss (GBA) übertragen. Dieser wiederum hat die Umsetzung dem Institut für Qualitätssicherung und Transparenz im Gesundheitswesen (IQTIG) übertragen. Derzeit (Stand 2018) führt diese Institution 23 Qualitätssicherungsverfahren durch (IQTIG 2018). Betroffen sind davon die Gefäßchirurgie, das Hygiene- und Infektionsmanagement, die Kardiologie,

Tab. 2.5 Verfahren der externen vergleichende Qualitätssicherung durch das IQTIG

1. **Gefäßchirurgie**: Operationen bei Halsschlagaderverengung
2. **Hygiene und Infektionsmanagement**: Behandlung der Lungenentzündung, Auftreten von Wundinfektionen nach Operationen
3. **Kardiologie**: Einbau von Herzschrittmachern und Defibrillatoren, Maßnahmen an den Herzkranzgefäßen
4. **Herzchirurgie**: Operationen an den Herzkranzgefäßen und bei Herzklappenfehlern
5. **Transplantationen**: Herz-, Lungen-, Leber-, Nieren-, Bauchspeicheldrüsentransplantationen
6. **Gynäkologie**: Operationen an den inneren Geschlechtsorganen und der weiblichen Brust
7. **Perinatalmedizin**: Geburtshilfe, Neu- und Frühgeborenenversorgung
8. **Orthopädie/Unfallchirurgie**: Schenkelhalsfrakturen, Hüft- und Kniegelenkersatz
9. **Pflege**: Dekubitus(=Druckgeschwür)prophylaxe

die Herzchirurgie, die Tansplantationsmedizin, die Gynäkologie, die Perinatalmedizin (= Versorgung von Mutter und Kind von kurz vor bis kurz nach der Geburt), die Orthopädie und Unfallchirurgie sowie die Pflege (Tab. 2.5).

Im Bereich der Allgemeinen- und Bauchchirurgie werden derzeit keine Verfahren durchgeführt. Bis 2014 mussten die Krankenhäuser regelmäßig Daten über die Gallenblasenentfernungen für eine vergleichende Betrachtung zur Verfügung stellen. Aber auch auf diesem Gebiet können Daten den Kliniksuchmaschinen entnommen werden. Hier sind die Basis die Qualitätsberichte der einzelnen Krankenhäuser oder aber die von einzelnen Kostenträgern im Rahmen der Kostenabrechnung mit den Krankenhäusern (DRG-System, Abschn. 2.6.2) festgestellten postoperativen Verläufe ihrer Versicherten. Ab dem Jahr 2019 sollen die Daten der Gallenblasenentfernung wieder in den Katalog der externen Qualitätssicherung aufgenommen werden.

Die im Rahmen der einzelnen Verfahren gesammelten Daten werden statistisch ausgewertet und den Krankenhäusern zur Verfügung gestellt. Gleichzeitig erhalten die Krankenhäuser die Durchschnittswerte aller Krankenhäuser ihres Bundeslandes, so dass sie ihre Ergebnisse mit den Durchschnittsergebnissen vergleichen können. Gibt es Abweichungen von zuvor definierten Qualitätszielen, so wird in einem sogenannten strukturierten Dialog nach den Ursachen für diese Abweichungen gesucht. Das heißt, zunächst wird das Krankenhaus aufgefordert, sich zu den Ergebnissen zu erklären. Werden im Rahmen des Dialoges qualitative Probleme festgestellt, findet mit einem Expertengremium in einem vertraulichen Rahmen eine genauere Analyse der Ursachen statt. Damit soll die Möglichkeit eröffnet werden, gezielte Maßnahmen zur Qualitätsverbesserung anzustoßen.

Die Ergebnisse (allgemein und einzelne Krankenhäuser) sind ab 2018 zu veröffentlichen und werden der Allgemeinheit über den GBA sukzessive zugängig (GBA 2018b) gemacht.

Antworten:

Im Gesundheitswesen werden derzeit 23 verschiedene Maßnahmen regelmäßig und flächendeckend überprüft. Die Teilnahme aller entsprechenden Leistungserbringer ist verpflichtend

Die Prüfungen werden von einem unabhängigen Institut im Auftrag des GBA durchgeführt.

Die Ergebnisse sind zu veröffentlichen und können im Internet über die Seiten des GBA eingesehen werden.

2.1.7   Strukturierter Qualitätsbericht

Fragen:

Was ist der Strukturierte Qualitätsbericht der Krankenhäuser?
Welche Angaben werden gemacht?
Wo finde ich den Bericht?

Krankenhäuser sind verpflichtet, einen strukturierten Qualitätsbericht zu erstellen und auf ihren Internetseiten der Allgemeinheit leicht auffindbar zugänglich zu machen (SGBV 2017a). Außerdem veröffentlicht der GBA die Berichte (2018 Referenzdatenbank). Die Inhalte der Qualitätsberichte werden vom GBA vorgegeben (2018 Regelungen). Sie sollen über Struktur und Leistungen der Krankenhäuser informieren und die Kliniken miteinander vergleichbar machen.

Die Informationen der Qualitätsberichte bilden auch die Grundlage der Erstellung sogenannter Kliniksuchmaschinen (Abschn. 2.4), die den Patienten eine Hilfestellung bei der Auswahl einer Klinik für eine notwendige Krankenhausbehandlung geben sollen. Zu den Inhalten der Qualitätsberichte gehören Angaben zu Diagnose und Behandlungsspektrum, zur Häufigkeit verschiedener Behandlungen, zum Abteilungsspektrum und der personellen und apparativen Ausstattung, aber auch zur Barrierefreiheit, den Ergebnissen von vorgeschriebenen Patientenbefragungen und den Inhalten und Ergebnissen der externen vergleichenden Qualitätssicherung (Abschn. 2.1.6). Insbesondere die vorgeschriebene Veröffentlichung der Ergebnisse der externen Qualitätssicherung lassen somit auch einen direkten Vergleich der Komplikationen zumindest für die derzeit von der externen Qualitätssicherung erfassten Maßnahmen (Operationen) zu. Während die Qualitätsberichte auf den Internetseiten der einzelnen Krankenhäuser manchmal noch schwierig aufzufinden sind, lassen sie sich sehr leicht über den GBA aufrufen (s. o.). Auch werden vom GBA (2018c) umfangreiche

Informationen zur Nutzung der Qualitätsberichte der Krankenhäuser gegeben.

Wie immer bei derart komplexen Systemen und Berichten ist die Benutzung und Interpretation für den medizinischen Laien schwierig und selbst für viele Ärzte nicht unproblematisch. Aus der sehr großen Datenfülle, die oft noch in verschlüsselter Form angegeben ist, genau das herauszufinden, was der Patient für seine Recherche benötigt, ist oft sehr zeitaufwendig. Am besten und schnellsten sind noch Angaben zur strukturellen und personellen Ausstattung sowie zur Häufigkeit bestimmter Diagnosen und Prozeduren (Operationen) festzustellen. Ein großer Anteil des Inhalts der Qualitätsberichte liefert kaum interpretierbare Daten über die einzelne Klinik und stellt schließlich nur die Abarbeitung einer großen vorgegebenen Maske dar.

Grundsätzlich sind die strukturierten Qualitätsberichte in 3 Teile gegliedert:

A) Struktur und Leistungsdaten des Krankenhauses bzw. des Krankenhausstandortes.
B) Struktur und Leistungsdaten der Fachabteilung bzw. Organisationseinheiten.
C) Qualitätsdaten aus der externen stationären Qualitätssicherung.

In den Abschnitten A und B stellen die Krankenhäuser ihre tatsächliche Versorgungsstruktur dar. Dazu gehören Personalausstattung, Qualifikation der Mitarbeiter, apparative Ausstattung, Art und Anzahl der durchgeführten Leistungen aber auch Parameter wie Erreichbarkeit, Parkplatz- oder Essensangebote. Darüber hinaus müssen seit 2013 auch Angaben zu Zielvereinbarungen leitender Ärzte gemacht werden, um Transparenz darüber herzustellen, ob Krankenhäuser für bestimmte Operationen, Eingriffe oder Leistungen finanzielle Anreize setzen (SGBV 2017a, Abschn. 2.6.3). Außerdem werden Maßnahmen zum Umgang mit Risiken für Patienten in der Versorgung (Umsetzung von Risikomanagement- und Fehlermeldesystemen, s. u.) abgefragt, sowie die Umsetzung der Mindestmengenregelungen (Abschn. 2.1.3) und Maßnahmen zur Verbesserung der Hygiene (GBA 2018d Regelungen).

Der Qualitätsbericht ist jährlich für das abgeschlossene Vorjahr (Berichtsjahr) zu erstellen. Die ordnungsgemäß erstellten Qualitätsberichte werden bis spätestens zum 31.01. des dem Erstellungsjahr folgenden Jahres im Internet veröffentlicht. Kommt ein Krankenhaus der Verpflichtung zur Erstellung des Qualitätsberichts nicht oder nicht ordnungsgemäß nach, so ist ein Qualitätssicherungsabschlag von 1 € und im wiederholten Falle der nicht Lieferung im darauffolgenden Jahr ein Qualitätssicherungsabschlag von 2 € pro stationärem Krankenhausfall des Berichtsjahres vorzunehmen. Außerdem veröffentlicht der GBA jährlich eine Liste der Krankenhäuser, die den Qualitätsbericht nicht ordnungsgemäß abgeliefert haben (GBA 2018d Regelungen).

In Teil A muss auch darüber Auskunft gegeben werden, inwieweit die Fachärzte der Institutionen ihrer Fortbildungspflicht (Abschn. 2.1.2) nachgekommen sind.

Im Abschnitt C des strukturierten Qualitätsberichts werden schließlich die Ergebnisse der externen stationären Qualitätssicherung (Abschn. 2.1.6) berichtet.

Neben den geforderten Angaben des Gesetzgebers kann jedes Krankenhaus frei entscheiden, weiterführende Angaben zu tätigen. Z. B. kann mitgeteilt werden, ob an weiterreichenden Qualitätssicherungsmaßnahmen beispielsweise IQM (2.1.8.4) oder Maßnahmen zur Patientensicherheit (z. B. Aufbau eines CIRS bzw. Teilnahme an einrichtungsübergreifenden CIRS-Maßnahmen, Abschn. 2.1.8.4) durchgeführt wurden.

Verantwortlich für die Erstellung des Qualitätsberichtes und für die Vollständigkeit und Richtigkeit der gemachten Angaben ist der Geschäftsführer der betreffenden Institution.

> **Antworten:**
>
> Der Strukturierte Qualitätsbericht ist die vorgeschriebene Veröffentlichung von Ausstattung, Leistungsumfang und Qualitäten der Krankenhäuser, die dadurch untereinander vergleichbar gemacht werden sollen.
>
> Wesentliche Inhalte sind die personelle und apparative Ausstattung, das Abteilungsspektrum, Fallzahlen und die Ergebnisqualität aufgrund der externen vergleichenden Qualitätssicherung.
>
> Die Berichte sind am einfachsten über die Internetseiten des GBA zu finden, müssen aber auch von allen Krankenhäusern ins Internet gestellt werden.

2.1.8   Internes Qualitätsmanagement

> **Fragen:**
>
> Was ist internes Qualitätsmanagement?
> Welche Bereiche werden davon erfasst?
> Woran ist zu erkennen, ob eine Einrichtung ein gutes Qualitätsmanagement besitzt?
> Was ist die Initiative Qualitätsmedizin (IQM)?

Im Sozialgesetzbuch 5 (SGB V) ist in § 135a festgehalten, dass die Leistungserbringer verpflichtet sind „einrichtungsintern ein Qualitätsmanagement einzuführen und weiterzuentwickeln, wozu in Krankenhäusern auch die Verpflichtung zur Durchführung eines Patienten orientierten Beschwerdemanagements gehört" (SGBV 2017b).

In einer Qualitätsmanagement-Richtlinie hat der gemeinsame Bundesausschuss die grundsätzlichen Anforderungen an ein solches einrichtungsinternes Qualitätsmanagement festgelegt (GBA 2016b). Zu den Methoden und Instrumenten gehören beispielsweise die Regelung von Verantwortlichkeiten und Zuständigkeiten in schriftlicher Form einschließlich der Entscheidungskompetenzen, genaue Prozess- und Ablaufbeschreibungen, das Schnittstellenmanagement (Sicherstellung der Weitergabe erforderlicher Informationen im Rahmen einer Behandlungskette, z. B. bei der Einschleusung in den Operationsbereich), die Erstellung von Checklisten (für alle relevanten Prozesse), Teambesprechungen, Bildungs- und Schulungsmaßnahmen, Mitarbeiterbefragungen, Beschwerdemanagement, Risikomanagement, Fehlermanagement und Fehlermeldesysteme. Insbesondere sind auch das Notfallmanagement, das Hygienemanagement, die Arzneimittelsicherheit, das Schmerzmanagement und Maßnahmen zur Vermeidung von Stürzen und Sturzfolgen aufgeführt (GBA 2016a).

Sofern sich die Einrichtung einer der gängigen Zertifizierungsverfahren (Abschn. 2.1.4) unterzogen hat und das entsprechende Zertifikat erhalten hat, ist davon auszugehen, dass das Qualitätsmanagement der Einrichtung grundsätzlich den Anforderungen entspricht bzw. ganz wesentliche Bereiche entsprechend den Vorgaben geregelt bzw. beschrieben sind.

Im Gegensatz zu der Einführung eines Qualitätsmanagementsystems ist die Durchführung einer Zertifizierung für Krankenhäuser keineswegs gesetzlich vorgeschrieben. Während früher die meisten Zertifikate nach KTQ (Kooperation für Transparenz und Qualität im Gesundheitswesen) und in konfessionellen Krankenhäusern nach proCum cert (im Prinzip eine Weiterentwicklung von KTQ für konfessionelle Krankenhäuser) ausgestellt wurden, hat mit der Einführung der DIN EN 15224, einer bereichsspezifischen Norm des Qualitätsmanagements für Organisationen der Gesundheitsversorgung, diese Form der Zertifizierung deutlich an Bedeutung gewonnen und wird derzeit von den meisten Einrichtungen angestrebt bzw. umgesetzt (DAKKS 2017; TüV 2018; Abschn. 2.1.4). Von den darin aufgezählten 11 Qualitätsmerkmalen gilt eins der Patientensicherheit (TüV 2018).

Außerdem wird in der Norm das Risikomanagement auf allen Ebenen einbezogen. Damit soll die Tatsache berücksichtigt werden, dass Risiken schließlich überall auftreten können, beispielsweise bei der Konfiguration der

Prozesse, der Kommunikation, der Beschaffung, der Auswahl des Personals und dessen Einsatz sowie bei der Validierung und natürlich auch bei der Prozessüberwachung. Von der Vielzahl etablierter Methoden wird nachfolgend auf Risiko- und Fehlervermeidungsstrategien sowie den Umgang mit Patientenrückmeldungen eingegangen, die zum Teil auch durch Richtlinien des GBA vorgeschrieben sind. Außerdem wird die Initiative Qualitätsmedizin dargestellt, der sich immer mehr Einrichtungen freiwillig anschließen.

2.1.8.1 Risikomanagement

Klassische Elemente des Risikomanagements sind die Schaffung klarer Zuständigkeits- und Vertreterregelungen, exakte Schnittstellenbeschreibungen, die Festlegung von Notfallketten sowie die Einführung von standardisierten operativen Prozeduren (SOP), in denen Abläufe bis hin zu operativen Maßnahmen exakt beschrieben sind. Sie dienen einer Vereinheitlichung des Vorgehens sowie der Einarbeitung neuer Mitarbeiter und sind auch als Handlungsanweisung zur Durchführung medizinischer Maßnahmen inklusive Operationen zu verstehen. Letzteres gilt natürlich nur soweit, als nicht die individuelle Situation im Einzelfall ein anderes Vorgehen erforderlich macht. Vielfach liegen den SOPs die Richtlinien der Bundesärztekammer oder Leitlinien der medizinischen Fachgesellschaften (Abschn. 2.1.5) zugrunde.

Beim Risikomanagement soll unter anderem durch die Hintereinanderschaltung verschiedener Barrieren oder Kontrollmechanismen verhindert werden, dass ein Risiko zu einem Schaden führt. Als Maßnahme zur Vermeidung des Risikos einer Patientenverwechslung sei beispielhaft das aktive Ansprechen des Patienten mit konkreter Nachfrage nach persönlichen Daten (Geburtsdatum, Anschrift) bei der Einschleusung in den Operationsbereich und die Einführung von Patientenarmbändern genannt. Dabei ist es wichtig, dass der Patient die Angaben selber macht und nicht etwa nur durch Kopfnicken oder ein kurzes „ja" oder „nein" bestätigt (siehe auch Abschn. 2.3).

2.1.8.2 Fehlermeldesysteme

Als Beispiel für Fehlermeldesysteme seien die Durchführung von Mortalitäts- und Morbiditätskonferenzen (M&M-Konferenz = Todesfall- und Komplikationsbesprechung), die Einführung eines CIRS (**C**ritical- **I**ncident-**R**eporting- **S**ystem = Berichtssystem über „Beinahezwischenfälle") sowie das Feedback-Management (Beschwerdemanagement, s. u.) genannt. In den sogenannten M&M-Konferenzen werden Sterbefälle und komplizierte Verläufe kritisch von einem interdisziplinären Gremium durchleuchtet und Schwachstellen im Rahmen der Behandlung untersucht. Beim CIRS handelt es sich um ein Berichtssystem über kritische Vorkommnisse und „Beinahe-Schäden" in Einrichtungen des Gesundheitswesens (Ärztliches Zentrum 2018), wie es aus der Luftfahrt bekannt ist. Dabei werden anonymisiert und unter Vermeidung von Schuldzuweisungen solche Ereignisse bzw. Situationen gemeldet, die zu einem Schaden hätten führen können, was aber durch rechtzeitiges korrigierendes Eingreifen vermieden wurde. Bereits eingetretene Schäden werden hier nicht bearbeitet, dafür sind andere Gremien wie z. B. das Krankenhausdirektorium zuständig.

Um eine größeren Effizienz des abteilungsinternen CIRS zu erzielen, wird derzeit angestrebt, die Krankenhäuser zu einem institutionsübergreifenden CIRS-System zu verpflichten (GBA 2016a). Dadurch sollen möglichst viele potenzielle Fehler einem breiteren Publikum zur Verfügung gestellt werden, so dass die einzelnen Einrichtungen voneinander lernen können. Für die Teilnahme an derartigen Systemen sind zukünftig Zuschläge bei der Abrechnung mit den Kostenträgern bzw. Abschläge für die Nichtteilnahme vorgesehen (GBA 2016b).

2.1.8.3 Beschwerdemanagement

Zur Durchführung eines patientenorientierten Beschwerdemanagements stehen in den meisten Krankenhäusern standardisierte Vordrucke zur Verfügung, die sich der Patient auf Wunsch geben lassen kann, sofern sie nicht im Rahmen der Patientenaufnahme regelhaft den Patienten übergeben werden. Hierin werden konkrete Angaben in anonymisierter oder offener Form zu den von dem Patienten erlebten Problemen angefordert. Die Patienten sollen zur Rückgabe der ausgefüllten Bögen angehalten werden.

Die Patientenmeinung ist für die allermeisten Krankenhäuser heute ein wichtiges Moment zur Erfassung von Fehlern und Unzulänglichkeiten, die genauso wie die Meldungen im CIRS vom Qualitätsmanagement zu bearbeiten und mit Verbesserungsvorschlägen in die kritisierten Bereiche weitergegeben werden und schließlich auch Eingang in die Regelorganisation finden sollten.

Dabei ist besonders wichtig, dass eingehende Beschwerden prompt bearbeitet werden und ggf. kurzfristig Maßnahmen zur Problembereinigung ergriffen bzw. angeordnet werden. Oft wird auch dem Beschwerdeführer mitgeteilt, zu welchen Konsequenzen seine Mitteilung geführt hat.

Die Mitarbeiter eines Krankenhauses freuen sich aber auch über lobende Äußerungen im Rahmen des Feedback-Managements. Das kann durchaus motivierende Auswirkungen haben.

2.1.8.4   Initiative Qualitätsmedizin (IQM)

Natürlich können Krankenhäuser auch unabhängig von den gesetzlich geforderten Maßnahmen auf eigene Initiative zusätzliche Maßnahmen zur Qualitätssicherung bzw. Qualitätsverbesserung durchführen. Ein gutes Beispiel dafür ist die **Initiative Qualitätsmedizin (IQM)** (2018). Dabei engagieren sich Krankenhäuser aus Deutschland und der Schweiz für mehr medizinische Qualität bei der Behandlung ihrer Patienten. Obwohl die Versorgungsqualität in unseren Krankenhäusern ein hohes Niveau erreicht hat, gibt es doch deutliche Qualitätsunterschiede und somit auch Verbesserungspotenzial. Die IQM hat sich zum Ziel gesetzt, dieses Verbesserungspotenzial für alle in der Patientenversorgung Tätigen sichtbar zu machen und zum Wohle der Patienten durch aktives Fehlermanagement zu beheben. Die Initiative basiert auf 3 Grundsätzen:

- Qualitätsmessung auf der Basis von Routinedaten (Komplikationen, Methodenauswahl, Verweildauer usw.)
- Transparenz der Ergebnisse durch deren Veröffentlichung
- Qualitätsverbesserung durch Peer-Review-Verfahren (Sogenanntes Kreuzgutachten, dabei werden unabhängige Gutachter aus dem gleichen Fachgebiet bei Auffälligkeiten zur Beurteilung der Situation herangezogen)

Derzeit nehmen mehr als 400 Kliniken aus Deutschland und der Schweiz an dem Verfahren teil. In Deutschland bedeutet das die Erfassung von mehr als 30 % aller stationären Behandlungsfälle. Die IQM-Mitgliedskrankenhäuser setzen im ersten Schritt auf die direkte Messung der medizinischen Ergebnisqualität. Dadurch stellen sie den Patienten in den Mittelpunkt ihrer Maßnahmen zur Qualitätsverbesserung. Im zweiten Schritt werden mit dem Peer-Review-Verfahren Behandlungsprozesse mit auffälligen Ergebnissen von internen und externen medizinischen Fachexperten anhand konkreter Behandlungsfälle auf mögliche Fehler und Schwachstellen bei Abläufen und Strukturen hin untersucht. Diese Erkenntnisse dienen den Verantwortlichen vor Ort anschießend zur zielgenauen Umsetzung von Maßnahmen, die der Verbesserung der medizinischen Behandlungsqualität dienen.

Die Wirksamkeit dieser Maßnahmen wird durch die erneute Messung der Ergebnisqualität überprüft. Die Veröffentlichung der erreichten Qualitätsergebnisse auch und gerade bei Auffälligkeiten signalisiert der Öffentlichkeit die Bereitschaft des Krankenhauses konsequent und kontinuierlich weiter an Verbesserungen zu arbeiten. Patienten und einweisenden Ärzten dienen die Qualitätsergebnisse zur Orientierung bei der Krankenhauswahl. Damit gehen die IQM-Mitgliedskrankenhäuser freiwillig weit über die bestehenden gesetzlichen Anforderungen zur Qualitätssicherung hinaus und setzen im Interesse von optimaler Medizin und Patientensicherheit Maßstäbe. IQM ist für alle Krankenhäuser offen, die dieses Instrument zur konsequenten medizinischen Qualitätsverbesserung nutzen möchten. Patienten können die Ergebnisse von IQM auf den Internetseiten der teilnehmenden Institutionen über den Bereich „Qualität" finden.

Antworten:

Durch das interne Qualitätsmanagement sollen bei den Leistungserbringern alle Bereiche klar geregelt werden. Seine Einführung und ständige Weiterentwicklung ist vorgeschrieben. Zertifizierungen der Gesamtorganisation (z. B. Krankenhaus) überprüfen derartige Regelungen und damit die Funktionstüchtigkeit des Qualitätsmanagementsystems.

Verfügt eine Klinik über das entsprechende Zertifikat nach KTQ, ProCum Cert oder DIN EN 15224, ist davon auszugehen, dass ein gut funktionierendes Qualitätsmanagementsystem vorhanden ist.

IQM ist eine freiwillige Maßnahme zur Verbesserung der Behandlungsqualität durch Qualitätsmessungen anhand von Routinedaten, Veröffentlichung der Ergebnisse und Überprüfung von Auffälligkeiten sowie Ableitung notwendiger Korrekturmaßnahmen.

2.2   Patientenrechtegesetz §§ 630a BGB ff

Fragen:

Was ist im Patientenrechtegesetz (PRG) geregelt?

Das Gesetz zur Verbesserung der Rechte von Patientinnen und Patienten, kurz Patientenrechtegesetz (PRG), fasst bereits vorher bestehende Regelungen zusammen und konkretisiert diese, so dass mehr Transparenz und Rechtssicherheit für beide Seiten, also Patienten wie Behandelnde gegeben ist. Kernelement des Gesetzes ist die Konkretisierung des Behandlungsvertrages und der damit verbundenen Verpflichtungen, insbesondere die konkrete Ausgestaltung der Informations- und Aufklärungspflichten, Vorschriften zur Dokumentation der Behandlung und zum Einsichtsrecht der Patienten in Krankenunterlagen, aber auch die Einführung gesetzlicher Vermutungen als Grundlage der Beweislastregeln. Darüber hinaus stärkt das Gesetz die Rechte der Patienten gegenüber dem Kostenträger und konkretisiert die Patientenbeteiligung in der Selbstverwaltung des deutschen Gesundheitswesens. Ferner wird durch das Gesetz die Förderung einer Fehlervermeidungskultur mit Implementierung von Risiko- und Fehlervermeidungssystemen vorgegeben (BGBL 2013).

Unter anderem ergeben sich aus dem Gesetz folgende Konsequenzen:

Artikel 1 (Änderungen des BGB):

§ 630a (Vertragstypische Pflichten beim Behandlungsvertrag):

„Durch den Behandlungsvertrag wird derjenige, welcher die medizinische Behandlung eines Patienten zusagt (Behandelnder) zur Leistung der versprochenen Behandlung, der andere Teil (Patient) zur Gewährung der vereinbarten Vergütung verpflichtet, …"

Hieraus kann insbesondere in Wahlarztvereinbarungen abgeleitet werden, dass der Patient davon ausgehen kann, dass immer dann, wenn eine Chefarztbehandlung vertraglich vereinbart ist, die Behandlung auch durch den Chefarzt höchstpersönlich erfolgt. Ist das nicht der Fall, so erlischt unter Umständen nicht nur der Anspruch auf die Privatliquidation der Leistung, sondern es kann möglicherweise auch Einfluss auf die Rechtsgültigkeit der Einverständniserklärung des Patienten bestehen. Der Patient könnte sich beispielsweise darauf berufen, dass er die Einwilligung nur für die Behandlung durch den einen Arzt, in der Regel den Chefarzt, erteilt hat. Somit kann grundsätzlich der Vorwurf der Körperverletzung im Raume stehen. Allein schon der Verlust der Rechtsgültigkeit der Einwilligung in eine Behandlungsmaßnahme stärkt in entscheidendem Maße im Falle von Streitigkeiten über Verlauf und Ergebnis therapeutischer Maßnahmen, insbesondere Operationen, die Position der Patienten.

§ 630a Abschnitt 2:

„Die Behandlung hat nach den zum Zeitpunkt der Behandlung bestehenden, allgemein anerkannten fachlichen Standards zu erfolgen, soweit nicht etwas anderes vereinbart ist."

Die allgemein anerkannten fachlichen Standards sind für sehr viele Situationen in den vorhandenen Richt- bzw. Leitlinien (Abschn. 2.1.5) beschrieben. Wird im Rahmen einer Behandlung das gewünschte Behandlungsziel nicht erreicht, kann die Anwendung vorhandener Richt- bzw. Leitlinien überprüft werden. Allerdings kann aus triftigem Grund die Abweichung von einer Leitlinie bzw. deren Nichteinhaltung möglich und unter Umständen sogar geboten sein.

§ 630c, Abs. 2:

„Der Behandelnde ist verpflichtet, dem Patienten in verständlicher Weise zu Beginn der Behandlung und – soweit erforderlich – in deren Verlauf sämtliche für die Behandlung wesentlichen Umstände zu erläutern, insbesondere die Diagnose, die voraussichtliche gesundheitliche Entwicklung, die Therapie und die vor und nach der Therapie zu ergreifenden Maßnahmen. Sind für den Behandelnden Umstände erkennbar, die die Annahme eines Behandlungsfehlers begründen, hat er den Patienten über diese auf Nachfrage oder zur Abwendung gesundheitlicher Gefahren zu informieren."

Hier wird klargestellt, dass der Behandelnde umfangreich über die Behandlung aufzuklären hat und den Patienten auf dessen Nachfrage oder zur Abwehr eines Gesundheitsschadens über eine zugrunde liegende Fehlbehandlung informieren muss.

§ 630c, Abs. 3:

„Weiß der Behandelnde, dass eine vollständige Übernahme der Behandlungskosten durch einen Dritten nicht gesichert ist oder ergeben sich nach den Umständen hierfür hinreichend Anhaltspunkte, muss er den Patienten vor Beginn der Behandlung über die voraussichtlichen Kosten der Behandlung in Textform informieren."

Hiermit ist sichergestellt, dass kein Vergütungsanspruch auf solche Leistungen besteht, für die bekanntermaßen keine Kostenübernahme durch die gesetzlichen Krankenkassen oder privaten Krankenversicherungen gegeben ist (z. B. bestimmte kosmetische Operationen), es sei denn, der Patient wurde nachweisbar rechtzeitig darüber informiert und hat sie trotzdem durchführen lassen.

§ 630d (Einwilligung), § 630e (Aufklärungspflichten):

„Vor Durchführung einer medizinischen Maßnahme, insbesondere eines Eingriffs in den Körper oder die Gesundheit, ist der Behandelnde verpflichtet, die Einwilligung des Patienten einzuholen"(§ 630d).

Die Einwilligung erfolgt in aller Regel schriftlich, Dokumente hierüber sind 10 Jahre aufzubewahren (siehe auch § 630f, Abs. 2).

„Der Behandelnde ist verpflichtet, den Patienten über sämtliche für die Einwilligung wesentlichen Umstände aufzuklären. Dazu gehören insbesondere Art, Umfang, Durchführung, zu erwartende Folgen und Risiken der Maßnahme sowie ihre Notwendigkeit, Dringlichkeit, Eignung und Erfolgsaussichten im Hinblick auf die Diagnose oder die Therapie. Bei der Aufklärung ist auch auf Alternativen zur Maßnahme hinzuweisen, wenn mehrere medizinisch gleichermaßen indiziert und übliche Methoden zu wesentlich unterschiedlichen Belastungen, Risiken oder Heilungschancen führen können" (§ 630e).

Dadurch wird eindeutig festgelegt, dass nicht nur über die Maßnahme selber, sondern auch über zu erwartende Folgen und Risiken, aber auch Behandlungsalternativen aufzuklären ist.

§ 630e Abs. 2:

„die Aufklärung muss mündlich durch den Behandelnden oder durch eine Person erfolgen, die über die zur Durchführung der Maßnahme notwendige Ausbildung verfügt …. Die Aufklärung muss so rechtzeitig erfolgen, dass der Patient seine Entscheidung über die Einwilligung wohl überlegt treffen kann …. die Aufklärung muss für den Patienten verständlich sein. Dem Patienten sind Abschriften von Unterlagen, die er im Zusammenhang mit der Aufklärung oder Einwilligung unterzeichnet hat, auszuhändigen."

Dieser Abschnitt konkretisiert die Qualität bzw. Sachkenntnis desjenigen, der die Aufklärung vornimmt. Im Normalfall ist davon auszugehen, dass derjenige, der die Maßnahme regelmäßig ausführt über den hinreichenden Sachverstand für eine adäquate Aufklärung verfügt. Erfolgt beispielsweise die Aufklärung für einen komplexen operativen Eingriff durch einen jungen Assistenzarzt am Beginn seiner Ausbildung, kann das infrage gestellt werden. Unter Umständen verliert dadurch die Einwilligung des Patienten ihre Gültigkeit.

Ferner ist eindeutig festgehalten, dass der Patient hinreichend Zeit haben muss, seine Entscheidung über die Einwilligung zu überdenken. In der Regel gilt ein Zeitraum von mindestens 24 Stunden als hinreichend. Einwilligungen bei planbaren Eingriffen unmittelbar vor der Maßnahme sind somit in der Regel nicht rechtskonform. Selbstverständlich muss die Aufklärung für den Patienten verständlich sind. Das gilt insbesondere auch für Patienten, die der deutschen Sprache nicht mächtig sind. Hier sollte durch einen Dolmetscher sichergestellt sein, dass der Patient die Aufklärung auch verstanden hat.

Für die Einholung der Einverständniserklärung werden überwiegend von verschiedener Seite angebotene Vordrucke verwendet. Diese sind in der Regel umfangreich und auch in einer für Laien gut verständlichen Sprache abgefasst. Trotzdem hat der Behandelnde bzw. derjenige, der die Aufklärung vornimmt, die vorgenannten Konditionen zu erfüllen. Der erfahrene Arzt wird auch bei Benutzung derartiger Vordrucke durch möglichst viele handschriftliche Ergänzungen und Einträge dokumentieren, dass er sich umfangreich mit dem Patienten im Rahmen der Aufklärungspflicht auseinandergesetzt hat. Dadurch kann sich der Arzt auch im Streitfall bei unterschiedlicher Auffassung über die Rechtswirksamkeit der Einverständniserklärung ein Stück weit absichern. Gerichte werten derartige zusätzliche handschriftliche Einträge in der Regel als Indiz für eine regelkonforme Aufklärung und damit auch Einverständniserklärung.

Die Patienten haben ein Recht, Abschriften von Unterlagen, die sie im Zusammenhang mit der Aufklärung oder Einwilligung unterzeichnet haben, ausgehändigt zu bekommen. Das ist im klinischen Alltag problematisch, da alle Einverständniserklärungen per Durchschrift bzw. bei Benutzung von Vordrucken kopiert werden müssten. Die meisten Patienten verzichten ohnehin auf die Mitgabe derartiger Unterlagen. Im Streitfall kann es für den Patienten jedoch von Bedeutung sein, die Niederschrift über die ordnungsgemäße Aufklärung und Einwilligung zu besitzen. Insofern sollte jeder Patient auf die Aushändigung der Unterlagen bestehen.

Allerdings hat der Patient auch das Recht, ausdrücklich auf eine Aufklärung zu verzichten. Der Arzt ist in dem Fall gut beraten, dies schriftlich zu dokumentieren.

§ 630f (Dokumentation der Behandlung):

„Der Behandelnde ist verpflichtet, zum Zweck der Dokumentation im unmittelbaren zeitlichen Zusammenhang mit der Behandlung eine Patientenakte in Papierform oder elektronisch zu führen. Berichtigungen oder Änderungen von Eintragungen in der Patientenakte sind nur zulässig, wenn der ursprüngliche Inhalt erkennbar bleibt".

Hier wird präzisiert, dass alle im Zusammenhang mit der Behandlung eines Patienten stehenden Maßnahmen zeitnah zu dokumentieren sind. Dies kann in Papierform oder elektronisch erfolgen. Berichtigungen und Änderungen, aber auch Ergänzungen dürfen in der Akte nur vorgenommen werden, wenn der ursprüngliche Inhalt erkennbar bleibt. Hierdurch soll verhindert werden, dass Krankenakten nachträglich korrigiert werden. Verschiedene von Krankenhäusern betriebene elektronische Krankenhausinformationssysteme, über die elektronische Krankenakten geführt werden, schließen derartige Sicherstellungen mit ein.

§ 630f 2. Absatz:

„Der Behandelnde ist verpflichtet, in der Patientenakte sämtliche aus fachlicher Sicht für die derzeitige und künftige Behandlung wesentlichen Maßnahmen und deren Ergebnisse aufzuzeichnen, insbesondere die Anamnese, Diagnosen, Untersuchungen, Untersuchungsergebnisse, Befunde, Therapien und ihre Wirkungen, Eingriffe und ihre Wirkung, Einwilligungen und Aufklärungen. Arztbriefe sind in die Patientenakte aufzunehmen."

Hier wird der Umfang der notwendigen Dokumentation festgeschrieben. Insbesondere sind auch Nachweise über Einwilligungen und Aufklärungen vorzuhalten. Die Dokumente sind für die Dauer von 10 Jahren nach Abschluss der Behandlung aufzubewahren.

§ 630g (Einsichtnahme in die Patientenakte):

„Dem Patienten ist auf Verlangen unverzüglich Einsicht in die vollständige, ihn betreffende Patientenakte zu gewähren, soweit der Einsichtnahme nicht erhebliche therapeutische Gründe .... entgegenstehen".

Dieser Abschnitt ist selbsterklärend und verdeutlicht, dass dem Patienten die Einsichtnahme zu keiner Zeit vorenthalten werden kann.

§ 630h (Beweislast bei Haftung für Behandlungs- und Aufklärungsfehler) Absatz 1:

„Ein Fehler des Behandelnden wird vermutet, wenn sich ein allgemeines Behandlungsrisiko verwirklicht hat, das für den Behandelnden voll beherrschbar war und das zur Verletzung des Lebens, des Körpers oder der Gesundheit des Patienten geführt hat".

Dadurch wird eindeutig definiert, was ein Behandlungsfehler ist.

§ 630h Absatz 2:

„Der Behandelnde hat zu beweisen, dass er eine Einwilligung gemäß § 630d eingeholt und entsprechend den Anforderungen des § 630e aufgeklärt hat. Genügt die Aufklärung nicht den Anforderungen des § 630e, kann der Behandelnde sich darauf berufen, dass der Patient auch im Fall einer ordnungsgemäßen Aufklärung in die Maßnahme eingewilligt hätte".

Hier wird zunächst festgelegt, dass der Nachweis über die ordnungsgemäße Aufklärung des Patienten durch den Behandelnden zu führen ist. Andererseits wird darin auch beschrieben, dass sich der Behandelnde bei Formfehlern im Zusammenhang mit der Aufklärung darauf berufen kann, dass sich der Patient auch im Falle einer ordnungsgemäßen Aufklärung mit der Maßnahme einverstanden erklärt hätte. Das hängt natürlich von Form, Umfang und Inhalt der Aufklärungsmängel ab.

§ 630h Absatz3:

„Hat der Behandelnde eine medizinisch gebotene wesentliche Maßnahme und ihr Ergebnis entgegen § 630f nicht in der Patientenakte aufgezeichnet oder hat er die Patientenakte entgegen § 630f nicht aufbewahrt, wird vermutet, dass er diese Maßnahme nicht getroffen hat".

An dieser Stelle wird festgelegt, dass das, was nicht dokumentiert ist, auch nicht durchgeführt wurde. Damit wird noch einmal die Bedeutung einer weitreichenden Dokumentation unterstrichen. In der alltäglichen Praxis ist immer wieder eine mangelnde Dokumentation zu beklagen.

Dadurch wird oftmals auch für medizinische Sachverständige im Rahmen von juristischen Auseinandersetzungen die Abfassung von Gutachten erschwert.

§ 630h Abs. 4:

„… war ein Behandelnder für die von ihm vorgenommene Behandlung nicht befähigt, wird vermutet, dass die mangelnde Befähigung für den Eintritt der Verletzung des Lebens, des Körpers oder der Gesundheit ursächlich war."

In der Regel gilt ein Behandelnder dann als befähigt, wenn er Facharzt des betreffenden Gebietes ist. Das gilt insbesondere für operative Eingriffe. In den deutschen Krankenhäusern ist daher nahezu ausnahmelos sichergestellt, dass Operationen, auch Notfalleingriffe jenseits der üblichen Arbeitszeiten, von Fachärzten bzw. im Beisein von Fachärzten durchgeführt werden. Einfachere medizinische Maßnahmen wie beispielsweise Wundversorgungen oder die Anlage von Gipsverbänden können selbstverständlich auch von Nichtfachärzten vorgenommen werden. Sofern hier eine ordnungsgemäße Einarbeitung der Behandelnden stattgefunden hat, ist davon auszugehen, dass diese Maßnahmen nach den zum Zeitpunkt der Behandlung bestehenden allgemein anerkannten fachlichen Standards erfolgt sind, so dass sich hieraus nicht zwangsläufig eine Beweislastumkehr ergibt.

§ 630h Abs. 5:

„… liegt ein grober Behandlungsfehler vor und ist dieser grundsätzlich geeignet, eine Verletzung des Lebens, des Körpers oder der Gesundheit der tatsächlich eingetretenen Art herbeizuführen, wird vermutet, dass der Behandlungsfehler für diese Verletzung ursächlich war. Dies gilt auch dann, wenn es der Behandelnde unterlassen hat, einen medizinisch gebotenen Befund rechtzeitig zu erheben oder zu sichern, soweit der Befund mit hinreichender Wahrscheinlichkeit ein Ergebnis erbracht hätte, das Anlass zu weiteren Maßnahmen gegeben hätte, und wenn das Unterlassen solcher Maßnahmen grob fehlerhaft gewesen wäre."

Im Medizinrecht wird grundsätzlich zwischen einem einfachen und einem groben Behandlungsfehler unterschieden. Diese Differenzierung ist für die Verteilung der Beweislasten von Bedeutung. Grundsätzlich muss der Patient beweisen, dass der Fehler des Arztes für den entstandenen Schaden ursächlich war. Für den Fall, dass dem Arzt ein grober Fehler nachgewiesen wird, tritt eine Beweislastumkehr ein. Dann muss der Arzt seinerseits beweisen, dass ein vermuteter Zusammenhang des Fehlverhaltens mit dem Gesundheitsschaden des Patienten nicht gegeben ist. Das ist in aller Regel unmöglich.

Ein grober Behandlungsfehler wird dann angenommen, wenn ein Arzt „eindeutig gegen bewährte ärztliche Behandlungsregeln oder gesicherte medizinische Erkenntnisse verstoßen hat und einen Fehler begangen hat, der aus objektiver Sicht nicht mehr verständlich erscheint, weil er einem Arzt schlechterdings nicht unterlaufen darf" (BGH 2011). Somit muss die Behandlung gegen elementare Behandlungsregeln und Erkenntnisse der medizinischen Wissenschaft verstoßen haben. Grobe Behandlungsfehler liegen auch bei einer groben Verletzung von Organisations- oder Kontrollpflichten oder bei schwerer Verletzung der therapeutischen Aufklärungspflicht vor. Außerdem kann auch bei einem groben Diagnoseirrtum, sowie bei schweren Mängeln bei der Erhebung und Aufbewahrung von Befunden und bei Dokumentationsmängeln ein grober Behandlungsfehler angenommen werden (Müller und Wedlich 2013).

Artikel 2 (Änderung SGBV):

In diesem Artikel wird der § 13 SGBV dahingehend geändert, dass die Rechte der Versicherten bei der Beantragung von Leistungen, einschl. der Beantragung von Hilfsmitteln erheblich gestärkt werden. Außerdem wird hier noch einmal klargestellt, dass die Krankenkassen die Versicherten bei der Verfolgung von Schadensersatzansprüchen unterstützen **sollen**, die bei der Inanspruchnahme von Versicherungsleistungen aus Behandlungsfehlern entstanden sind. Patienten können sich also für den Fall, dass sie einen Behandlungsfehler vermuten, an ihre Krankenkasse wenden und um Unterstützung bei der Aufklärung bzw. der Durchsetzung berechtigter Ansprüche bitten (siehe auch Abschn. 3.5).

Antworten:

Das PRG konkretisiert viele vorbestehende Regelungen, sodass mehr Transparenz und Sicherheit für Arzt und Patient besteht.

Es wird der Behandlungsvertrag zwischen Arzt und Patient verdeutlicht und die Behandlungsqualität. Es beschreibt die notwendige umfassende Information des Patienten mit weitreichender Aufklärung über alle relevanten Aspekte einer Behandlung in gut verständlicher Form sowie vorgeschriebene Dokumentationspflichten.

Das Gesetz definiert klar, was ein Behandlungsfehler ist und regelt die Beweislast im Streitfall.

2.3   Patientensicherheit, Zweitmeinung

Fragen:

Wer ist für meine Sicherheit bei der Behandlung verantwortlich?
Wie wird für meine Sicherheit gesorgt?
Wie kann ich dazu beitragen?
Habe ich ein Anrecht auf eine Zweitmeinung?
An wen kann ich mich diesbezüglich wenden?

Es existiert eine Vielzahl von Maßnahmen, Regelungen und Gesetzen zum Schutz der Patienten im deutschen Gesundheitswesen. Die behandelnden Institutionen haben jeden Patient mit größter Sorgfalt so zu behandeln, dass der gewünschte Behandlungserfolg zustande kommen kann und unerwünschte Ereignisse so gut wie möglich vermieden werden. Hier liegt die Verantwortlichkeit klar bei den Behandelnden, die sich dem mit Recht nicht entziehen können. Sie haben dafür zu sorgen, dass alle Maßnahmen zur Qualitätssicherung (Abschn. 2.1) umgesetzt und alle Regelungen und Gesetze einschließlich des Patientenrechtegesetzes (Abschn. 2.2) vollumfänglich beachtet werden. Allerdings können auch die Patienten zum Behandlungserfolg und ihrer eigenen Sicherheit beitragen.

Das beginnt mit der Auswahl des Arztes bzw. der behandelnden Institution und einer möglichst gründlichen Information über die Krankheit und die therapeutischen Möglichkeiten. Verständlicherweise möchten viele Patienten nicht zuletzt aufgrund der Irritation und dem Aufkommen von Ängsten im Zusammenhang mit der Diagnoseeröffnung, aber auch aus Furcht vor dem, was auf sie zukommt und sie eventuell auch existenziell bedrohen kann, durch das Gesundheitssystem bzw. ihre Behandlung gelotst werden. Trotzdem sollte sich jeder Patient – sofern er dazu in der Lage ist – gut überlegen, ob er nicht doch von den Informationsangeboten Gebrauch machen möchte.

Allerdings wird ausdrücklich davor gewarnt, sich Information über Krankheit und Behandlungsmöglichkeiten ausschließlich aus dem Internet zu besorgen. Hier entstehen oft irreführende und unrichtige Eindrücke in jeder Hinsicht, die zu falschen, vorgefertigten Meinungen führen können und von den Ärzten auch mit größter Mühe manchmal kaum zu korrigieren sind. Zu empfehlen ist aber im jedem Fall eine Recherche hinsichtlich der strukturellen Qualität der behandelnden Institution, insbesondere ob diese Institution beispielsweise durch ein seriöses Zertifikat in besonderem Maße für die Behandlung des aktuellen Problems geeignet ist. Dies gilt umso mehr, je schwerwiegender die Erkrankung und je komplexer die Behandlung insbesondere eine evtl. notwendige Operation ist.

Hausärzte sind vielfach gute Ratgeber, die den Patient und seine Bedürfnisse meistens gut einschätzen können. Im Zuge der rasanten Weiterentwicklung der Medizin können Hausärzte aber auch in bestimmten Situationen als Ratgeber überfordert sein. In diesen Fällen kann Hilfe bei den Kostenträgern, aber auch bei Selbsthilfegruppen und unter Umständen auch den medizinischen Fachgesellschaften gesucht werden.

Je komplexer das medizinische Problem ist, umso großzügiger sollte von der Einholung einer Zweitmeinung Gebrauch gemacht werden. Diesbezüglich besteht für planbare Eingriffe sogar ein gewisser Rechtsanspruch: „Versicherte, bei denen die Indikation zu einem planbaren Eingriff gestellt wird, bei dem insbesondere im Hinblick auf die zahlenmäßige Entwicklung seiner Durchführung die Gefahr einer Indikationsausweitung nicht auszuschließen ist, haben Anspruch darauf, eine unabhängige ärztliche Zweitmeinung bei einem Arzt oder einer Einrichtung nach Absatz 3 einzuholen" (SGBV 2017c). Aber auch dabei ist auf Qualität zu achten. Selbsternannte „Zweitmeinungszentren" ohne besondere Expertise mit der aktuellen Problematik sind meistens wenig hilfreich und dienen möglicherweise nur der eigenen Patientenanwerbung. Um das zu verhindern, wird vom Gesetzgeber ausdrücklich festgehalten: „Die Zweitmeinung kann nicht bei einem Arzt oder einer Einrichtung eingeholt werden, durch den oder durch die der Eingriff durchgeführt werden soll" (SGBV 2017c). Die Unabhängigkeit des Zweitmeinungsgebers ist auch in der entsprechenden Richtlinie des GBA (2017b) verankert.

Bei den zunehmend als Zweitmeinungsgeber auftretenden Internetplattformen sollte ebenfalls genau nachgefragt werden, auf welcher Basis die Informationen zustande kommen und von wem genau eventuelle Empfehlungen stammen.

Die Gesetzgebung stellt berechtigterweise hohe Ansprüche an die Zulassung zur Teilnahme am Zweitmeinungsverfahren in der gesetzlichen Krankenversicherung (SGBV 2017c). So werden unter anderem „eine langjährige fachärztliche Tätigkeit in einem Fachgebiet, das für die Indikation zum Eingriff maßgeblich ist" und „Kenntnisse über den aktuellen Stand der wissenschaftlichen Forschung zur jeweiligen Diagnostik und Therapie einschließlich Kenntnissen über Therapiealternativen zum empfohlenen Eingriff" gefordert (SGBV 2017c). Schon allein diese Kriterien zeigen, wie schwer es sein kann, einen kompetenten Zweitmeinungsgeber zu finden, insbesondere wenn es sich um ein komplexeres und eher selteneres Krankheitsbild handelt. Möglicherweise können die Kostenträger dabei unterstützen, aber auch sie werden oft kaum Zweitmeinungsgeber jenseits solcher

Institutionen benennen können, die die notwendige Behandlung bzw. Operation selber durchführen (wollen). Nach dem SGBV (2017c) sollen die Kassenärztlichen Vereinigungen und die Landeskrankenhausgesellschaften infrage kommende Ärzte und Institutionen benennen. Insgesamt befindet sich das gesetzliche Zweitmeinungssystem derzeit noch im Aufbau.

Es sei auch darauf hingewiesen, dass der Arzt, der die Indikation zu einem entsprechenden Eingriffe stellt, den Patienten auf das Recht zur Einholung einer Zweitmeinung hinweisen **muss**. Das hat „so rechtzeitig zu erfolgen, dass der Versicherte seine Entscheidung über die Einholung einer Zweitmeinung wohlüberlegt treffen kann. … Der Arzt hat dafür Sorge zu tragen, dass die Aufklärung in der Regel mindestens zehn Tage vor dem geplanten Eingriff erfolgt" (SGBV 2017c).

Will man sich für einen Arzt bzw. eine behandelnde Institution entscheiden, sind durchaus Fragen zur Erfahrung des Behandelnden bzw. der Einrichtung mit dem aktuellen Problem des Patienten erlaubt. Eine ausweichende Antwort oder eine Verweigerung diesbezüglich sollte Zweifel an der Kompetenz aufkommen lassen. Auch sollte sich der Patient genau darüber informieren, wer die Behandlung durchführt. Im Falle einer Wahlarztvereinbarung sollte der Patient keine Zweifel daran lassen, dass er – falls gewünscht – auch auf einer Behandlung/Operation durch den Chefarzt besteht.

Im Rahmen der Durchführung einer medizinischen Maßnahme, gleichgültig ob Diagnose oder Therapie, sollte sich der Patient einbringen und möglichst gut informieren, sofern ihm die nötigen Informationen nicht von vorneherein gegeben werden. Fragen sollten gestellt werden nach der Notwendigkeit bestimmter Maßnahmen, insbesondere der Wiederholung von Röntgenaufnahmen, Blutentnahmen etc., aber auch der Medikamentenverabreichung und weiterer spezieller Untersuchungen. Dies kann dazu beitragen, dass unnötige Doppeluntersuchungen nicht stattfinden und die Verabreichung von Medikamenten wie zum Beispiel Antibiotika sehr zielgerichtet erfolgt.

Außerdem sollte der Patient die Einhaltung von Hygienemaßstäben beobachten und ggf. auch einfordern (z. B. Händedesinfektion nach Verbandswechsel). Bei Unterbringung in einem Zwei- oder Mehrbettzimmer kann man hinterfragen, ob die Zusammenlegung mit den jeweiligen Mitpatienten angebracht ist. Beispielsweise dürfen Patienten mit eitrigen Wunden und solche, die sich einem aseptischen (keimfreien) Eingriff wie Leitenbruchoperation oder Hüftgelenkersatz unterziehen müssen, nicht in einem Zimmer zusammen untergebracht werden. Auch wenn diesbezüglich eindeutige Regelungen bestehen, sind sie manchmal im klinischen Alltag schwer umzusetzen.

Um dem Krankenhaus die Möglichkeit zu geben, seine Qualität zu beurteilen bzw. zu verbessern, sollten die Patienten unbedingt Rückmeldungen über ihre Behandlung bzw. den stationären Aufenthalt geben (Abschn. 2.1.8.3).

Lob motiviert die Mitarbeiter, Tadel muss überprüft werden und ggf. zu Verbesserungen führen. Auch wenn das dem betroffenen Patienten nichts mehr nützt, kann vielleicht der nächste davon profitieren.

In fast allen Krankenhäusern gibt es mittlerweile standardisierte Verfahren, die Patientenverwechslungen oder Seitenverwechslungen am Patienten vermeiden sollen. So werden den Patienten Armbänder zur eindeutigen Identifizierbarkeit angelegt, die nicht ohne weiteres zu entfernen sind. Vor Operationen an den Extremitäten oder anderen Eingriffen, die rechts wie links möglich sind (z. B. Leistenbruchoperation), wird üblicherweise die betroffene Seite farblich markiert. Der Patient kann mit dafür sorgen, dass entsprechende Markierungen vorhanden sind und nicht etwa abgewaschen werden. Wird ein Patient bei der Einschleusung in den Operationsbereich nach Namen und Geburtsdatum gefragt, soll er nicht davon ausgehen, dass diese Fragen auf einer mangelnden Information des Personals beruhen. Es ist vielmehr eine Möglichkeit sicherzustellen, dass es sich um den richtigen Patienten handelt und nicht die falsche Akte dem falschen Patienten zugeordnet wurde.

Um ein Zurücklassen von Instrumenten oder Textilien im Körper zu verhindern, werden entsprechende Zählkontrollen vor und nach einem operativen Eingriff bzw. gegen Ende des Eingriffs durchgeführt. Der Operateur hat für die Durchführung der Maßnahme zu sorgen, das Operationsassistenzpersonal (Instrumentierender, Springer) ist für die korrekte Durchführung verantwortlich (siehe auch Abschn. 3.5).

Es gehört aber auch eine offene und ehrliche Kommunikation und Mitarbeit des Patienten zu einer erfolgreichen Behandlung. Der Arzt muss sich auf die Richtigkeit und Vollständigkeit der Angaben des Patienten verlassen können, Arzt und Patient haben schließlich dasselbe Ziel. Unerwünschte Ereignisse belasten nicht nur den Patienten, sondern auch die Ärzte.

Antworten:

Für die Sicherheit bei der Behandlung ist unmissverständlich das Behandlungsteam verantwortlich.

Patienten sollten alles, was um sie herum passiert, verstehen und ggf. hinterfragen.

Seitenmarkierungen, Patientenarmbänder etc. sollten ggf. eingefordert werden.

Das Recht auf Einholung einer Zweitmeinung bei bestimmten planbaren Eingriffen ist im SGBV verankert.

Es bestehen hohe Ansprüche an die Qualifikation des Zweitmeinungsgebers, der völlig unabhängig entscheiden muss.

Die Kassenärztliche Vereinigung und die Landeskrankenhausgesellschaften sollen über infrage kommende Zweitmeinungsgeber informieren, Patienten können sich an ihre Kostenträger wenden.

2.4 Kliniksuchmaschinen

Fragen:

Was ist eine Kliniksuchmaschine?
Welche Informationen erhalte ich dort?
Finde ich darüber eine geeignete Behandlungsstätte?

Informationen der Qualitätsberichte einschließlich der Ergebnisse der externen vergleichenden Qualitätssicherung sind Grundlage verschiedener sogenannter Kliniksuchmaschinen, die über die Webseiten verschiedener Akteure des Gesundheitswesens zu finden sind. Die deutsche Krankenhausgesellschaft (DKG), die Krankenkassen/-versicherungen und ihre Verbände, aber auch Patientenorganisationen bieten solche Suchmaschinen über ihre Webseiten an. Auf der Seite des gemeinsamen Bundesausschuss ist eine Reihe von ausgesuchten Suchmaschinen zu finden (GBA 2017c). Zum Teil fließen auch Informationen, die sich aus der Abrechnung der Krankenhäuser mit den Kostenträgern durch das DRG-System (Abschn. 2.6.2) ergeben, in eine Bewertung der Krankenhäuser mit ein. Beispiele hierfür sind die Verweildauer, das Auftreten relevanter Komplikationen, Todesfälle, die Anzahl von Bluttransfusionen und andere. Auf den Webseiten verschiedener Kostenträger finden sich zum Teil identische Inhalte, auch wenn die verschiedenen Suchmaschinen über den GBA aufgerufen werden (GBA 2017c), so dass davon auszugehen ist, dass die Informationen der verschiedenen Krankenkassen zusammengefasst oder übernommen werden.

Auch wenn die Qualität der Kliniksuchmaschinen ständig verbessert wird, ist ihre alleinige Benutzung zur Entscheidungsfindung bei der Krankenhauswahl nicht unproblematisch. Das liegt nicht zuletzt an der Datenqualität und den daraus entwickelten Kriterien, aber auch an der (noch) zum Teil benutzerunfreundlichen Bedienung der Suchmaschinen (z. B. Eingabe des Krankheitsbildes bzw. der Operation). Somit können Kliniksuchmaschinen allenfalls einen groben Anhalt im Rahmen der Kliniksuche geben, letztendlich sollte das alleine aber nicht ausschlaggebend für die Entscheidung des Patienten sein. Das gilt insbesondere für komplexere Behandlungen bzw. Operationen.

Antworten:

Kliniksuchmaschinen sind auf den Webseiten verschiedener Akteure des Gesundheitswesens einzusehen. Sie sollen Patienten bei der Suche nach einer geeigneten Behandlungsstätte unterstützen.

Die darin aufzufindenden Informationen beruhen auf den Angaben der Kliniken in deren Qualitätsberichten sowie teilweise auch auf Daten aus der Abrechnung der Kliniken mit den Kostenträgern.

Kliniksuchmaschinen sind teilweise wenig hilfreich bei der Suche nach einer Behandlungsstätte und ermöglichen meistens nur eine grobe Orientierung.

2.5 Ambulante und stationäre Behandlung

Fragen:

Wer entscheidet darüber, ob ambulant oder stationär behandelt werd? Kann ich mir das aussuchen?

Gibt es Regelungen über die Dauer einer stationären Behandlung?

Kann ich die Dauer des stationären Aufenthalts beeinflussen?

Ärztliche Behandlungen werden ambulant (von lateinisch ambulare – umhergehen) oder stationär (von lateinisch stare – stehen, bleiben) durchgeführt. Ambulante Versorgungen werden in Arztpraxen, sogenannten Tageskliniken, Notfallambulanzen und unter gewissen Voraussetzungen auch in Krankenhäusern durchgeführt. Dabei übernachtet der Patient nicht in der behandelnden Einrichtung, sondern verlässt sofort nach dem Arztkontakt oder einer sich daran anschließenden Ruhe-/Überwachungsphase diese Institution.

Krankenhäuser haben meistens abgesehen von Notfallbehandlungen nur eine sehr beschränkte Zulassung zur ambulanten Patientenversorgung, die sich für alle gesetzlich Versicherten auf bestimmte Maßnahmen, die nur im Krankenhaus bzw. in der betroffenen Region nur im Krankenhaus erbracht werden, und die Durchführung ambulanter Operationen beschränkt. Alle anderen ärztlichen ambulant durchführbaren Leistungen müssen in niedergelassenen Arztpraxen vollzogen werden, Krankenhäuser bekommen diese Leistungen bei Kassenpatienten nicht vergütet. Die regionalen Kassenärztlichen Vereinigungen (KVen), denen als Körperschaft öffentlichen Rechts alle Kassenärzte (sog. Vertragsärzte) angehören müssen, wachen genauestens über die Einhaltung. Die Regelung ist historisch zu sehen und wurde 1955 mit der Schaffung des Kassenarztrechtes als Bestandteil der Reichsversicherungsordnung (RVO) bestätigt. Die Ärzte erhielten mit den KVen das Monopol auf die ambulante Versorgung gesetzlich Versicherter und verzichteten dafür auf ihr Streikrecht (KV Hamburg 2018). Dadurch sollte und soll die flächendeckende ambulante Versorgung abgesichert werden. Das System wird immer wieder infrage gestellt, bis heute aber nicht entscheidend geändert.

Stationäre Behandlung findet nahezu ausschließlich in Krankenhäusern statt. Nach dem Krankenhausfinanzierungsgesetz (KHG) handelt es sich dabei um „Einrichtungen, in denen durch ärztliche und pflegerische Leistungen Krankheiten, Leiden oder Körperschäden festgestellt, geheilt oder gelindert werden sollen oder Geburtshilfe geleistet wird und in denen die zu versorgenden Personen untergebracht und verpflegt werden können" (BRD 2017a).

Aus Kostengründen wird von den Kostenträgern (Krankenkassen, Versicherungen, Sozialämtern) erwartet, dass eine stationäre Behandlung nur dann durchgeführt wird, wenn nicht dasselbe Ergebnis mit einer ambulanten Behandlung erreicht werden kann (BRD 2017a; SGBV 2017d). Ob eine stationäre Versorgung erforderlich ist, muss zunächst vom Krankenhaus beurteilt werden.

Der medizinische Dienst der Krankenkassen (MDK) überprüft die Entscheidungen der Krankenhausärzte regelmäßig. Kommt man dabei zu der Meinung, dass eine stationäre Behandlung nicht notwendig gewesen sei, wird von den Kostenträgern die Kostenübernahme abgelehnt bzw. es werden bereits gezahlte Gelder zurückgefordert. Auch kann es dabei dazu kommen, dass der MDK zwar die Behandlung als notwendig anerkennt, nicht aber die stationäre Durchführung. In diesen Fällen wird die Krankenhausrechnung auf den Betrag einer ambulanten Behandlung gekürzt. Außerdem wird regelmäßig vom MDK die Dauer einer stationären Behandlung überprüft. Dabei wird nicht selten die Behandlungsdauer als zu lang angesehen, und es werden entsprechende Kürzungen vorgenommen. Insofern sind die Krankenhäuser gehalten, eine stationäre Behandlung so kurz wie möglich durchzuführen. Auch die privaten Krankenversicherungen überprüfen diesbezüglich regelmäßig und entscheiden gleichermaßen. Da die Krankenhausbehandlung in Fallpauschalen abgerechnet wird und gleiche Erlöse bei kürzerer oder längerer Verweildauer erziel werden, haben auch die Kliniken ein Interesse, den stationären Aufenthalt kurz zu halten (Abschn. 2.6.2) (InEK 2018a).

Die Einschätzungen von Krankenhausärzten und den Ärzten des MDK kann deutlich divergieren. Meistens setzt sich die Entscheidung des MDK durch, und die Krankenhausträger können nur durch ein langwieriges Schiedsverfahren versuchen, doch zu ihrem Recht, das heißt der Begleichung ihrer Rechnung, zu kommen. Darauf wird in der Regel verzichtet. Insofern ist zu verstehen, dass die Krankenhäuser den Umfang ihrer stationären Leistungen begrenzen müssen und Therapien ablehnen bzw. ambulant durchführen müssen, obwohl nach ihrer Einschätzung eine stationäre Behandlung für den betroffenen Patienten angenehmer, wenn nicht sogar sicherer wäre.

Dabei helfen auch Rückfragen der Versicherten bei ihren Kostenträgern wenig. In der Regel wird den Anfragenden dabei von einem Sachbearbeiter der Krankenkasse mitgeteilt, dass selbstverständlich – falls erforderlich – eine stationäre Behandlung möglich sei. Viele Patienten interpretieren das als Kostenübernahmeerklärung und sind erstaunt, wenn trotzdem eine stationäre Behandlung vom Krankenhaus abgelehnt wird. Es handelt sich eben nicht um eine Zusage zur Übernahme der Kosten, sondern nur um den Hinweis, dass der Klinikarzt entscheiden muss (… -falls erforderlich- …). Nur wenn der Patient die schriftliche uneingeschränkte Zusage zur Kostenübernahme einer stationären Behandlung vorlegen könnte, wäre in entsprechenden Situationen die stationäre Behandlung abgesichert. Einen derartigen „Freibrief" stellt erfahrungsgemäß keine Krankenkasse aus.

Bei betagten Patienten entsteht oft im Zusammenhang mit einer Krankenhausbehandlung das Problem, dass der Betroffene beispielsweise nach einem Oberschenkelhalsbruch trotz erfolgreicher Operation nicht mehr in seine gewohnte Umgebung zurückkehren kann sondern in einer Altenhilfeeinrichtung untergebracht werden muss. Darauf sind oft weder Patient noch seine Angehörigen vorbereitet, obwohl die Fraktur in dem speziellen Fall (und diese Situation ist häufig) als besonders gravierender Aspekt des allgemeinen Alterungsprozesses zu erwarten war und nur noch den berühmten „Tropfen, der das Fass zum Überlaufen bringt", darstellt.

Bis die Situation verstanden und akzeptiert wird, vergeht – durchaus nachvollziehbar – einige Zeit. Auch das Auffinden einer geeigneten Unterbringungsmöglichkeit gelingt meistens nicht sofort. Krankenhäuser können diese Zeitspanne normalerweise nicht überbrücken, weil dann die Behandlung des Patienten nicht mehr kostendeckend möglich ist. Es bleibt die Möglichkeit der Inanspruchnahme einer sogenannten Kurzzeitpflege. Dabei werden Patienten, die keine Krankenhausbehandlung mehr brauchen, sich aber auch (noch) nicht oder nicht mehr selber versorgen können, in besonderen Bereichen von Pflegeheimen untergebracht, bis eine entsprechende dauerhafte Versorgungsmöglichkeit besteht. Da sich an den Kosten einer derartigen Maßnahme der Patient bzw. seine Angehörigen beteiligen müssen, wird eine derartige Unterbringung nicht selten sogar in Situationen abgelehnt, die nach einer Übergangsphase grundsätzlich auch noch die Rückkehr in das gewohnte, vor dem Eintritt der Erkrankung bestehende Umfeld nicht ausschließen. Damit wird manchmal versucht, eine mögliche Entlassung aus dem Krankenhaus hinauszuzögern. Allen betagten Menschen und ihren Angehörigen ist daher nur zu empfehlen, sich rechtzeitig Gedanken darüber zu machen, was gegebenenfalls zu tun ist, auch wenn verständlicherweise niemand darüber nachdenken möchte.

Andererseits sind „blutige Entlassungen", das heißt sehr frühzeitige Entlassungen nach operativen Eingriffen mit sehr frischen und eventuell noch nicht „stabilen" Wunden zu vermeiden. Für alle Behandlungen existieren im derzeit praktizierten Abrechnungssystem Angaben zur unteren und oberen Verweildauergrenze und zur mittleren Verweildauer. Ohne Rechtsanspruch kann besonders der letztgenannte Mittelwert als Richtgröße bei Meinungsverschiedenheiten herangezogen werden (InEK 2018a).

Antworten:

Eine stationäre Behandlung wird nur dann vergütet, wenn ein gleichartiger Therapieerfolg ambulant nicht zu erreichen ist. Die Entscheidung trifft der Arzt unter Berücksichtigung der individuellen Situation des Patienten. Seine Entscheidung wird regelmäßig von den Kostenträgern überprüft und oft nicht akzeptiert.

Die Dauer des stationären Aufenthalts hängt vom Krankheitsverlauf ab. Wird die aufgrund von Erfahrungswerten ermittelte mittlere Verweildauer eingehalten, erfolgt eine Behandlung für die behandelnde Institution kostendeckend. Längere Verweildauern sind für Krankenhäuser normalerweise unökonomisch, sehr frühzeitige Entlassungen möglicherweise für Patienten nachteilig und mit dem Risiko einer Wiederaufnahme behaftet.

Letztendlich entscheiden die Ärzte aufgrund der gesundheitlichen Entwicklung über den Zeitpunkt der Entlassung, am besten im Einvernehmen mit dem Patient und/oder seinen Angehörigen. Eine unnötige Verzögerung der Entlassung sollte genauso wie eine medizinisch fragwürdige frühzeitige Beendigung des stationären Aufenthaltes vermieden werden.

2.6 Vergütung im Deutschen Gesundheitswesen

In Deutschland besteht grundsätzlich eine Versicherungspflicht gegen das Risiko einer Erkrankung und deren Folgen. Träger der Versicherung sind im Wesentlichen die gesetzlichen Krankenkassen (für die sog. Kassenpatienten) oder private Krankenversicherungen (für die sog. Privatpatienten). Daneben existieren zusätzliche Absicherungsinstitutionen, wie beispielsweise Beihilfe (für Beamte), Heilfürsorge (für Polizisten, Soldaten) und die gesetzliche Unfallversicherung, die neben Arbeitsunfällen und Berufskrankheiten eine Reihe anderer Risiken wie etwa Verletzungen im Rahmen einer ehrenamtlichen Tätigkeit absichert.

2.6.1 Ambulanter Bereich

Fragen:

Wie wird die ärztliche Leistung bei einer ambulanten Behandlung vergütet? Gibt es Honorarobergrenzen?
Gibt es für Ärzte eine Begrenzung der Anzahl zu behandelnder Patienten oder ihrer medizinischen Leistungen?
Lohnt sich überhaupt für Ärzte die Behandlung von Kassenpatienten?

Die Honorierung ärztlicher Leistungen erfolgt unterschiedlich, je nach dem Versicherungsstatus des Patienten (Abschn. 2.7). Bei den sogenannten Kassenpatienten (Mitglieder der gesetzlichen Krankenkassen, wie AOK, BEK, IKK, BKK etc.) erfolgt die Abrechnung bei Inanspruchnahme eines niedergelassenen Arztes (Hausarzt, Facharzt in Praxis) über die zuständigen kassenärztlichen Vereinigungen (KVen). Die ärztlichen Leistungen bei den einzelnen Patienten werden aufgelistet und den KVen mitgeteilt. In einem sehr differenzierten Katalog (EBM = einheitlicher Bewertungsmaßstab) ist die Vergütung der Einzelleistungen genauestens festgelegt, so dass Ärzte und Patienten diesem, im Internet leicht zugänglichen Maßstab die Beträge der Einzelleistungen entnehmen können (KBV 2018a EBM).

Um einer massiven Leistungssteigerung hinsichtlich der Einzelleistungen pro Patient, aber auch der Anzahl der insgesamt behandelten Patienten entgegenzuwirken und somit eine „Leistungsexplosion" in den Praxen zu verhindern, wurde das sogenannte Regelleistungsvolumen (RLV) eingeführt, das dem Kassenarzt vor Beginn eines jeden Quartals mitgeteilt wird (KV Berlin 2018; KV Nordrhein 2018).

Dabei handelt es sich mathematisch um das Produkt aus Fallzahl des Arztes im entsprechenden Vorjahresquartal (Patientenanzahl) multipliziert mit dem arztgruppenspezifischen Fallwert (das für die krankheitsbedingte Gesamtvergütung der jeweiligen Arztgruppe zur Verfügung stehende Budget geteilt durch die Gesamtfallzahl der Arztgruppe). Dieser Wert wird noch mit einem Gewichtungsfaktor „Alter" multipliziert, um für Praxen mit einem höheren Anteil betagter Patienten, die einer aufwendigeren ärztlichen Betreuung bedürfen, einen Ausgleich zu schaffen. Der Fallwert entspricht in seiner Größenordnung ungefähr der Summe, die ein Arzt durchschnittlich für seine Leistungen bei der ambulanten Behandlung eines Kassenpatienten pro Quartal erhält. Diese Abrechnungsmodalität bezieht sich hauptsächlich auf die üblichen Regelleistungen in den Arztpraxen, ausgenommen sind der organisierte Notdienst und andere spezielle Situationen, die gesondert vergütet werden.

(Regelleistungsvolumen des Arztes = Fallzahl des Arztes × Fallwert der Arztgruppe × Gewichtungsfaktor Alter).

Unabhängig vom RLV werden Arzneimittelverordnungen, Heilmittelverordnungen (inklusive Physiotherapie) und Laborleistungen gesondert betrachtet und kontrolliert (KBV 2018b Verordnungssteuerung, SGBV 2017e). Darüber hinaus bestehen Sonderregelungen für die Behandlung chronisch kranker Patienten, palliativmedizinische Betreuung und psychotherapeutische Maßnahmen (KBV 2018a EBM; KV Berlin 2018).

Da die einzelnen Ärzte durchaus unterschiedlich viele Leistungen erbringen bzw. unterschiedlich viele Patienten behandeln, fällt das Regelleistungsvolumen für die einzelnen Praxen auch unterschiedlich aus. Erbringt dabei ein Arzt bis zu 50 % mehr Leistungen als der Durchschnitt seiner Fachkollegen, so erhöht sich sein Regelleistungsvolumen im gleichen Maße. Erst darüber hinaus kommt es zu einer prozentualen Abstufung. Sofern ein Arzt Leistungen im Rahmen seines Regelleistungsvolumens erbringt, werden diese zu 100 % entsprechend den Angaben im EBM (s. o.) vergütet. Erbringt er zusätzliche Leistungen bei Kassenpatienten, so werden diese nur zum Teil vergütet. Dabei hängt die Reduktion der Leistungsvergütung dann davon ab, wie viele Leistungen jenseits des Regelleistungsvolumens von der gesamten Arztgruppe erbracht wurden (KV Berlin 2018).

Werden von einer Praxis deutlich zu viele bzw. zu teure Medikamente und Hilfsmittel verordnet oder Laboruntersuchungen durchgeführt, so kann der verantwortliche Arzt grundsätzlich dafür in Anspruch genommen werden, sofern er nicht besondere Gründe für die Mehrverordnungen nachweisen kann (KBV 2018b Verordnungssteuerung, SGBV 2017e).

Dieses auf den ersten Blick sehr komplex anmutende System ist aber gut zu überblicken, offen und transparent und enthält (auch wenn das manchmal von bestimmten Interessengruppen anders dargestellt wird) genügend Reserven für eine umfassende, an den tatsächlichen Notwendigkeiten orientierte Patientenversorgung mit fairer Entlohnung der behandelnden Ärzte. Letztendlich wird der finanzielle Erfolg einer Praxis aber erst durch eine wirtschaftliche Praxisführung sichergestellt. Insofern muss man die oft geäußerte Behauptung infrage stellen, dass Arztpraxen nur dadurch existieren könnten, dass die niedrigeren Einnahmen bzw. die Verluste bei der Behandlung von Kassenpatienten durch die Einnahmen bei den Privatpatienten kompensiert werden müssten.

Es gibt Arztpraxen in Brennpunkten oder strukturschwachen Regionen, in denen kaum Privatpatienten leben. Auch diese Ärzte müssen existieren können. Allerdings kann ihre Arbeit manchmal deutlich komplizierter sein als eine ärztliche Tätigkeit in Ballungsräumen mit einem hohen Anteil an den gewöhnlich sozial stärkeren Privatpatienten. Dementsprechend gibt es hier oft ein Nachfolgeproblem. Vielleicht könnte dieses Problem durch die Einführung finanzieller Ausgleichszahlungen durch die KVen etwas entschärft werden. Listen über Fallzahlen und Fallwerte und damit auch diesen Teil der Ärzteeinkommen sind bei den Kassenärztlichen Vereinigungen einzusehen (z. B. KV Berlin 2018; KV Nordrhein 2018).

Die bei den sogenannten Privatpatienten erbrachten Leistungen unterliegen nicht dem Regelleistungsvolumen und werden nach der Gebührenordnung für Ärzte (GOÄ) abgerechnet, in der für die einzelnen Positionen in aller Regel deutlich höhere Erlöse (inklusive der Steigerungsfaktoren, siehe Abschn. 2.7) angegeben sind als im EBM. Dementsprechend sind die Versicherungsbeiträge höher als in der gesetzlichen Krankenversicherung. Allerdings sollte jeder Privatpatient seinen Versicherungsvertrag genau kennen. Darin können einzelne Leistungen ausgeschlossen sein. Deshalb kommt es nicht selten zu Kürzungen bei der Erstattung der Arztrechnung durch die Versicherung, insbesondere auch dann, wenn – was schon mal vorkommt – die Arztrechnung fehlerhaft erstellt wurde. Insofern sollte die Arztrechnung grundsätzlich zunächst der Krankenversicherung zur Prüfung vorgelegt werden, bevor sie vom Privatpatienten beglichen wird. Dem können allerdings Zahlungsfristen und insbesondere ein Selbstbehalt (Selbstbeteiligung des Versicherten an seinen Gesundheitskosten) im Versicherungsvertrag bei der praktischen Umsetzung entgegenstehen.

Auch die privaten Krankenversicherungen müssen wirtschaftlich agieren und einer ständigen Steigerung der Versicherungspolicen entgegenwirken. Das geschieht durch sehr genaue Rechnungsprüfungen, zunehmende Einbeziehung von Selbstbehalten aber auch Leistungskürzungen. Außerdem müssen alle privaten Versicherungen heute einen Basistarif anbieten, der deutlich günstiger ist, als die private Vollversicherung, aber dann auch nur Leistungen beinhaltet, die denen der gesetzlichen Krankenkassen (z. B. Mehrbettzimmerunterbringung, kein Anspruch auf Chefarztbehandlung etc.) entsprechen und auch nur eine entsprechende Leistungsvergütung vorsehen. Das bedeutet, dass hier auch nur mit dem einfachen Satz abgerechnet werden kann und nicht – wie sonst bei Privatpatienten üblich – mit dem 2,3fachen bzw. 3,5fachen Steigerungsfaktor. Damit entspricht das Arzthonorar dann weitgehend der Vergütung bei Kassenpatienten. Für den Arzt besteht aber immer noch der Vorteil, dass die Behandlung dieser Patienten jenseits des Regelleistungsvolumens stattfindet und somit keinerlei Begrenzung der Fallzahl bzw. Leistungen besteht.

Antworten:

Die Honorare für ambulante ärztliche Leistungen sind im EBM bzw. der GOÄ vorgegeben und dürfen nicht beliebig festgelegt werden.

Es gibt grundsätzlich keine Leistungsbegrenzung. Durch das Regelleistungsvolumen soll eine ungerechtfertigte Leistungsausweitung bei Kassenpatienten verhindert werden.

Die Vergütung von Kassenpatienten ist adäquat und bei wirtschaftlicher Praxisführung hinreichend.

2.6.2   Stationäre Krankenhausbehandlung

Fragen:
Wie werden stationäre Krankenhausleistungen vergütet?
Welche Rolle spielt die Dauer des Krankenhausaufenthalts?
Wie wird sicher gestellt, dass ich nicht zu früh entlassen werde, aber auch nicht zu lange im Krankenhaus bleiben muss?
Wer behandelt mich nach der Entlassung?

Die Vergütung der stationären Behandlung im Krankenhaus erfolgt ganz überwiegend anhand der sogenannten Diagnose bezogenen Fallgruppen (**d**iagnose **r**elated **g**roup, DRG). Dabei handelt es sich um ein Klassifikationssystem als Grundlage eines pauschalierten Abrechnungsverfahrens. Patienten (Krankenhausfälle) werden dabei anhand medizinischer und demografischer Daten aufgrund ihrer methodischen Ähnlichkeit für Zwecke der Abrechnung in Fallgruppen eingeordnet. Maßgebliche medizinische Parameter sind in erster Linie die Hauptdiagnose (die für die Krankenhausaufnahme bei rückblickender Betrachtung hauptverantwortliche Diagnose) und die im Krankenhaus durchgeführten Prozeduren (Operationen, aufwendige Untersuchungen, spezielle Therapien etc.). Darüber hinaus kann durch Nebendiagnosen, sofern sie die Krankenhausbehandlung verkomplizieren, die Klassifizierung beeinflusst werden. Auch auftretende Komplikationen können die Berechnung beeinflussen, allerdings nur in sehr begrenztem Umfange, nämlich wenn dadurch die Behandlung durch einen anzurechnenden Aufwand maßgeblich beeinflusst wird. Das trifft in der Regel dann zu, wenn durch die Komplikation eine deutliche Verlängerung des Krankenhausaufenthaltes mit Überschreiten einer für die jeweilige Fallgruppe festgelegten Obergrenze (Grenzverweildauer) zustande kommt oder beispielsweise eine Blutwäsche (Dialyse) oder eine künstliche Beatmung erforderlich wird (Borst 2010; BRD 2017b; DIMDI 2018a Klassifikation; GKV 2018a Fragen).

Wesentlicher demografischer Parameter ist das Alter des Patienten, wenngleich nur selten dadurch die Berechnung der Fallpauschale merklich beeinflusst wird. Dagegen können neben der Verweildauer im Krankenhaus Aufnahmeart (Zuverlegung aus einem anderen Krankenhaus) und Entlassart (z. B. Verlegung in ein anderes Krankenhaus) schon eher die individuelle Fallpauschale beeinflussen.

Unterschreitet die tatsächliche Krankenhausverweildauer einen bestimmten unteren Grenzwert, so vermindert sich der Erlös für das Krankenhaus.

Überschreitet die tatsächliche Verweildauer dagegen einen bestimmten oberen Grenzwert, so erhöht sich der Erlös für das Krankenhaus. Dabei sind die Grenzen für die einzelnen Fallgruppen hinsichtlich der Verweildauer mit so großen Reserven ausgestattet, dass eine Überschreitung der oberen Grenzverweildauer, was dann auch einen Mehrerlös für das Krankenhaus bedeuten würde, nur bei größeren Problemen mit entsprechenden tatsächlichen Mehrkosten für das Krankenhaus zustande kommen kann (BRD 2017b; InEK 2018a; SGBV § 12 2017f).

Das Krankenhaus kann nicht willkürlich die Aufenthaltsdauer über die obere Grenze verlängern, sondern muss das ggf. gut gegenüber dem medizinischen Dienst der Krankenkassen (MDK) begründen können (MDK 2018; SGBV § 12 2017f). Mangelnde Versorgungsmöglichkeiten eines Patienten außerhalb der Klinik rechtfertigen jedenfalls in der Regel keine Verlängerung des Krankenhausaufenthaltes. In diesen Fällen muss die betroffene Person meistens in geeigneten Pflegeeinrichtungen (Kurzzeitpflege, Abschn. 2.5) untergebracht werden. Da dadurch Kosten für den Patienten oder seine Angehörigen entstehen (SGBXI § 42 2017), kommt es immer wieder zur Ablehnung dieser Maßnahme. Hierfür gibt es aber keinerlei rechtliche Grundlage, so dass die Betroffenen letztendlich dieses Vorgehen akzeptieren müssen (Abschn. 2.5).

Kontrolliert und ständig überarbeitet wird das ganze DRG-System durch das Institut für das Endgeldsystem im Krankenhaus (InEK), dessen Hauptaufgabe darin besteht, das System möglichst gut an die deutsche Behandlungswirklichkeit anzupassen und somit eine möglichst genaue Vergütung der tatsächlich anfallenden Kosten der Krankenhausleistung zu ermöglichen (InEK 2018b).

Die Rechnungserstellung der Krankenhäuser erfolgt in der Regel durch medizinische Kodierfachkräfte, die einerseits über medizinisches Fachwissen verfügen sollten und andererseits gut in die Komplexität dieses Abrechnungssystems eingearbeitet sein müssen. Wesentliche Grundlage ihrer Arbeit sind der ICD-Schlüssel für Diagnosen (DIMDI 2018a) sowie der Operationen- und Prozeduren-Schlüssel (OPS) (DIMDI 2018b).

Anhand aller vorgenannten Parameter mit Einfluss auf die Einordnung in eine DRG wird durch einen vom InEK erstellten und veröffentlichen Algorithmus mithilfe von EDV-Programmen die DRG ermittelt. Jährlich erstellt und überarbeitet das InEK den Katalog der so zu errechnenden DRG's und kalkuliert anhand der Leistungs- und Kostendaten verschiedener Testkrankenhäuser für jede DRG eine Bewertungsrelation (Relativgewicht), die den Kostenunterschied verschiedener DRG's untereinander widerspiegelt (Borst 2010; GKV 2018a DRG; InEK 2018b). Beispielsweise hat die DRG für eine einfache Appendektomie beim Erwachsenen (G23C) ein Relativgewicht von 0,851, eine Herztransplantation mit künstlicher Beatmung über 180 Stunden (A06A) eine Bewertungsrelation von 35,798 (InEK 2018b).

Der Erlös einer Krankenhausbehandlung ergibt sich dann aus der Multiplikation dieser Bewertungsrelation mit einem Basisfallwert (base rate). Diese Größe hat sich ursprünglich aus den zwischen Krankenhäusern und den Kostenträgern vereinbarten Budget's geteilt durch die Anzahl der vereinbarten Leistungen ergeben. Seit 2005 wird für jedes Bundesland ein einheitlicher Landesbasisfallwert für alle dort befindlichen Krankenhäuser vereinbart und es wird eine weiterreichende Angleichung der Landesbasisfallwerte an einen Bundesfallwert angestrebt, um eine gleiche Entlohnung bundesweit für gleiche Leistungen zu erreichen. Dieses Ziel ist derzeit noch nicht ganz erreicht, so dass Krankenhäuser, die nur wenige Kilometer voneinander entfernt sind, aber in verschiedenen Bundesländern liegen, unterschiedliche Erlöse für gleiche Behandlungen generieren (GKV 2018b Landesfallwerte). Bei einem Basisfallwert von 3447,43 (Nordrhein-Westfalen) erhält das Krankenhaus für die Blinddarmoperation 2934 € (= 0,851 × 3447,43), für die Herztransplantation 123 411 € (= 35,798 × 3447,43) (GKV 2018b Landesbasisfallwerte; InEK 2018b).

Am ehesten können Krankenhäuser in dem System Einfluss auf die Verweildauer nehmen. Dabei ist im Regelfall davon auszugehen, dass die Behandlung kostendeckend erfolgt, wenn sie im Rahmen der durchschnittlichen Verweildauer (Verweildauer in allen Krankenhäusern geteilt durch die Anzahl der Krankenhäuser) stattfindet. Liegt die stationäre Verweildauer darunter, unterschreitet aber nicht die untere Grenzverweildauer (daraus ergäben sich Abzüge), werden Hotelkosten für Unterbringung, Verpflegung aber auch Pflegekosten, evtl. Medikamente etc. eingespart, so dass sich hieraus ein Gewinn für das Krankenhaus ergeben kann. Außerdem kann das Krankenhaus dadurch, dass ein Bett früher frei wird, einen nächsten Behandlungsfall (Patient) früher versorgen und somit die Fallzahl bei gleichbleibenden Gesamtbelegungstagen steigern. Das ist mit einer Erlössteigerung und somit höheren Einkünften der Klinik verbunden.

Wird die mittlere Verweildauer dagegen überschritten, nicht aber die obere Verweildauer, ergibt sich der umgekehrte Effekt, d. h. dem Krankenhaus entstehen zusätzliche Kosten, die möglicherweise nicht gedeckt sind, so dass finanzielle Verluste entstehen können. An dieser Stelle kommen dann aber auch Aspekte wie Patientenselektion und Versorgungsqualität ins Spiel. Beispielsweise lässt sich eine günstigere Verweildauer besser einhalten, wenn weniger komplizierte Fälle behandelt werden. Außerdem ist leicht verständlich, dass Kliniken mit niedrigerer Komplikationsrate kürzere Verweildauern aufweisen, als Kliniken mit höheren Komplikationsraten. Im

Sinne einer guten Behandlungsqualität sind diese Effekte vom System erwünscht. Sie bedürfen jedoch einer sehr differenzierten Betrachtung, insbesondere hinsichtlich der Gesamtsituation der behandelten Patienten einschließlich der Frage, ob die Patienten überhaupt miteinander zu vergleichen sind.

Im Anschluss an eine Krankenhausbehandlung kann die Klinik grundsätzlich einen Patienten an 7 Tagen innerhalb der ersten zwei auf die Entlassung folgenden Wochen behandeln, um den Behandlungserfolg zu sichern oder zu festigen (sogenannte nachstationäre Behandlung) (BRD 2017b).

Für Krankenhäuser ist diese nachstationäre Behandlung normalerweise finanziell unlukrativ, weil sie im Rahmen der DRG–Fallpauschale stattfindet und nur sehr selten zu einer Erlössteigerung führt. Das ist nur dann der Fall, wenn durch die Addition der ambulanten Behandlungstage zur Gesamtverweildauer im Krankenhaus die obere Verweildauergrenze überschritten wird, was in der Praxis kaum vorkommt, oder wenn nachstationäre Behandlungsmaßnahmen (Prozeduren) zu einer Neueingruppierung mit Heraufsetzung der Vergütungsstufe führen, was auch tatsächlich eher selten ist (BRD 2017b; GKV 2018a DRG).

Insofern übertragen die Krankenhäuser die Weiterbehandlung – sofern medizinisch vertretbar – auf die niedergelassenen Ärzte, die diese Behandlung im Rahmen ihres Regelleistungsvolumens (Abschn. 2.6.1) abrechnen können. Dazu gehört dann auch die Verordnung von Medikamenten und Heilmitteln einschließlich der Physiotherapie. Das Krankenhaus hat nur die Pflicht, die medikamentöse Versorgung der entlassenen Patienten bis zum nächsten normalen Arbeitstag sicherzustellen. Aus Sicht der betroffenen Kranken ist die Weiterversorgung in der Praxis meistens sinnvoll, weil die Praxis oft näher gelegen ist als das Krankenhaus bzw. die Nachbehandlung ggf. auch im Rahmen eines Hausbesuches erfolgen kann und dem Patienten die vielleicht mühevolle und kurz nach der Entlassung anstrengende Wiedervorstellung im Krankenhaus erspart bleibt.

Gelegentlich kommt es jedoch zu Meinungsverschiedenheiten über die Zuständigkeit der Weiterbehandlung nach einem stationären Aufenthalt. Dabei ist eindeutig festgelegt, dass immer dann, wenn das Krankenhaus die Nachbehandlung auf einen niedergelassenen Haus-/Facharzt überträgt, davon auszugehe ist, dass eine Krankenhausbehandlung nicht mehr erforderlich ist, so dass der Patient auch nicht mehr vom Krankenhaus behandelt werden darf. Das beruht nicht zuletzt auf der grundsätzlichen Vorgabe von „ambulant vor stationär" und kann durchaus auch vom medizinischen Dienst der Krankenkassen überprüft werden mit dem Ergebnis einer Leistungskürzung für das Krankenhaus (MDK 2018; SGBV § 12 2017f; SGBV § 39 2017g).

Falls ein nachbehandelnder Vertragsarzt sein Regelleistungsvolumen deutlich überschritten hat und somit eine weitere Leistungssteigerung weniger vergütet wird oder aber die Praxis mit den Verordnungen von Medikamenten und Heilmitteln an der Grenze zu einem Regressanspruch steht (s. o.), kann es für die Praxis finanziell unattraktiv sein, die Nachbehandlung zu übernehmen, so dass diese dann lieber beim Krankenhaus belassen würde. Für die Mehrzahl der niedergelassenen Haus- und Fachärzte besteht hier aber kein Problem, so dass die Nachbehandlung in der Praxis sichergestellt sein sollte.

Bei den Kassenpatienten rechnet das Krankenhaus die gesamte Behandlung direkt auf der Basis des DRG-Systems mit der zuständigen Krankenkasse ab. Gleiches gilt für die Mehrzahl der Privatpatienten, die im Basistarif versichert sind mit Leistungen entsprechend denen der gesetzlichen Krankenversicherung. Nimmt ein Privatpatient Zusatzleistungen in Anspruch, wird ihm das gesondert in Rechnung gestellt. Sofern er diesbezüglich versichert ist, wird der Betrag von seiner Versicherung erstattet. Es ist immer wieder erstaunlich, wie oft Patienten bei einer Krankenhausaufnahme ihren Versicherungsstatus nicht genau kennen. Um nicht unnötig auf versicherte (und damit auch erstattungsfähige) Leistungen zu verzichten, aber auch um Kosten zu vermeiden, die nicht erstattet werden, sollte jeder den Umfang seines Versicherungsschutzes gut kennen.

> **Antworten:**
>
> **Grundsätzlich werden stationäre Krankenhausleistungen nur dann vergütet, wenn ein gleichwertiges Behandlungsergebnis ambulant nicht zu erzielen ist.**
>
> **Die Abrechnung erfolgt durch ein Fallpauschalensystem mit Verweildauerkorridoren aufgrund von Erfahrungswerten mit Erlöskorrekturen bei sehr kurzer oder überlanger Verweildauer.**
>
> **Die Weiterbehandlung nach der Entlassung aus dem Krankenhaus erfolgt überwiegend durch niedergelassene Ärzte.**

2.6.3   Chefarztbehandlungsvertrag

> **Fragen:**
>
> **Muss mich der Chefarzt persönlich behandeln (operieren), wenn ein entsprechender Behandlungsvertrag besteht?**
> **Welches Honorar erhält der Chefarzt?**
> **Wie erfolgt die Abrechnung und wer macht sie?**

In der gesetzlichen Krankenversicherung (Kassenpatienten) rechnet das Krankenhaus die gesamte Behandlung direkt auf der Basis des DRG-Systems mit der zuständigen Krankenkasse ab. Gleiches kann für Privatpatienten im Basistarif gelten. Bei den übrigen Privatpatienten erfolgt die Abrechnung der medizinischen Grundleistung oftmals ebenfalls im Rahmen des DRG-Systems direkt zwischen Krankenhaus und Krankenversicherung. Den Privatpatienten werden nur die zusätzlichen Kosten durch Chefarztbehandlung und das Einzel- bzw. Zweibettzimmer gesondert in Rechnung gestellt. Dabei ist zu berücksichtigen, dass Wahlarztvereinbarungen (Chefarztbehandlungsvertrag) normalerweise nicht nur für die aufnehmende und in der Behandlung federführende Abteilung gelten, sondern auch für eine Chefarztbehandlung anderer, ebenfalls an der Behandlung des Patienten teilhabender Abteilungen (z. B. Radiologie, Anästhesie etc.) gilt (sogenannte Wahlarztkette), sofern die Leistungen vom liquidationsberechtigten Chefarzt tatsächlich erbracht werden (BRD 2017c). Diese Kosten sind normalerweise von den Versicherungen gedeckt. Gelegentlich kommt es auch zu gesonderten Vereinbarungen zwischen Krankenhaus und Patient, wenn z. B. ein Kassenpatient nur die Operation durch den Chefarzt wünscht, ansonsten aber keinerlei Chefarztbehandlung möchte oder ein Patient ohne jeglichen Versicherungsschutz nur einzelne Leistungen in Anspruch nimmt.

Anders als früher fließt heute das Honorar der Chefarztbehandlung in den meisten Kliniken nicht direkt an den behandelnden Chefarzt, sondern an das Krankenhaus. Während früher die Chefarztverträge ein Basisgehalt entsprechend einem Facharztgehalt beinhalteten und dem Chefarzt für seine besonderen Fähigkeiten und Verantwortung das persönliche Liquidationsrecht bei den Privatpatienten eingeräumt wurde, sind seit geraumer Zeit Chefarztverträge an Krankenhäusern fast überall anders gestaltet. Chefärzte erhalten ein höheres Grundgehalt, treten die Liquidation der Leistungen bei Privatpatienten dafür komplett an das Krankenhaus ab. Trotzdem werden die Wahlarztvereinbarungen wie früher abgeschlossen, sie gelten im gleichen Umfang. Anstelle des Erlöses der Privatliquidation erhält der Chefarzt schließlich ein höheres Grundgehalt. Auch bei den früher üblichen (heute aber nur noch selten angewendeten) Verträgen floss meistens nicht der gesamte Liquidationserlös an den Chefarzt. Ein nicht unerheblicher Anteil daran musste als Nutzungsentgeld an das Krankenhaus abgeführt werden.

Wird eine Chefarztbehandlung vertraglich vereinbart, hat der Patient auch grundsätzlich Anspruch auf die Behandlung durch den Chefarzt. Eine Vertretung durch einen anderen Arzt ist nur für seine Abwesenheit bei unvorhersehbaren Ereignissen zulässig oder wenn eine schriftliche Vereinbarung existiert, in der der Patient sich mit der Vertretung einverstanden erklärt (Abschn. 2.1.1 und 2.2)

Die Verpflichtung des Chefarztes zur persönlichen Leistungserbringung reicht soweit, dass Arzt und Klinik für trotz fehlerfreier Operation im weiteren Verlauf auftretende Komplikationen haften und Schadenersatz leisten müssen, wenn ein Eingriff durch einen nicht vereinbarten Arzt durchgeführt wurde. Ein entsprechendes Urteil hat der Bundesgerichtshof (AZ: VI ZR 75/15) im Jahre 2016 gefällt mit der Begründung, dass das Einverständnis zu einem Eingriff nur bei Durchführung durch den namentlich genannten Chefarzt rechtens ist und andernfalls das Selbstbestimmungsrecht des Menschen, das laut Verfassung in Deutschland jedem gegeben ist und über das sich auch Ärzte nicht selbstherrlich hinwegsetzen dürfen, nicht eingehalten wurde. Auch die bloße Anwesenheit des Chefarztes ohne persönliche Durchführung der vereinbarten Maßnahme reicht nicht aus (Hübner 2018).

Patienten sollten – falls gewünscht und vereinbart – unmissverständlich zum Ausdruck bringen, dass sie auf die Einhaltung des Chefarztbehandlungsvertrages bestehen. Die operativen Fachabteilungen entsprechen dem in aller Regel. Problematischer ist das z. B. im Bereich der Anästhesie, wo üblicherweise ein Chefarzt früh morgens die Privatpatienten mehrerer operativer Abteilungen gleichzeitig narkotisieren muss. Auch hier sollte sich der Patient genauestens informieren.

Die heute üblichen Chefarztgehälter bestehen nahezu ausnahmslos – entsprechend der Bezahlung in der freien Wirtschaft – aus einem Festbetrag und einer variablen Vergütung (entsprechende Zahlenangaben sind im Internet z. B. unter „Chefarztgehalt" zu finden). Meistens macht das Fixum 2/3 und der variable Anteil 1/3 des Gesamtgehalts aus. Die Ausschüttung des variablen Anteils ist an die Erfüllung bestimmter Zielvereinbarungen gebunden. Gegenstand dieser Vereinbarungen können sehr unterschiedliche Parameter sein, beispielsweise ein pünktlicher Operationsbeginn (führt bei Nichteinhaltung zu längeren Narkosezeiten und Stillstandzeiten im teuren Operationssaal), günstiger Personaleinsatz, Verkürzung der Liegedauer der Patienten (Abschn. 2.6.2), aber auch Fallzahlen, Fallschwere und Gesamtumsatz. Da die Berücksichtigung der letztgenannten Parameter als maßgebliche Größe des Chefarztgehaltes nicht unproblematisch ist, verlangen die obligatorischen Qualitätsberichte der Krankenhäuser diesbezüglich genaue Angaben (Abschn. 2.1.7). Dadurch soll Transparenz darüber hergestellt werden, ob Krankenhäuser für bestimmte Operationen, Eingriff oder Leistungen finanzielle Anreize setzen. Viele Kliniken verzichten mittlerweile auf den Einsatz von Leistungszahlen im Rahmen der Zielvereinbarungen, um Interessenskonflikte von vorneherein auszuschließen.

Zielvereinbarungen werden zunehmend nicht nur mit den Chefärzten getroffen, sondern – allerdings in kleinerem Ausmaß und geringerer finanzieller Bedeutung – auch mit den nachgeordnet Ober- und Fachärzten. Dabei werden oft die Ziele der Chefärzte zumindest in Teilen auf die nachgeordnete Teamebene übertragen, weil bei manchen Vereinbarungen die Umsetzbarkeit nur mithilfe aller Abteilungsärzte möglich ist.

Trotz der Abtretung des Liquidationsrechts an das Krankenhaus werden die Rechnungen über die Wahlarztbehandlung fast ausnahmslos weiter im Namen der Chefärzte erstellt. Darin werden alle abrechnungsfähigen Einzelleistungen aufgelistet. Die Erstellung der Rechnungen wird zunehmend Abrechnungsagenturen übertragen, die einen bestimmten Prozentsatz des Rechnungsbetrags erhalten. Sie haben daher durchaus Interesse an der vollumfänglichen Ausschöpfung aller Abrechnungsmöglichkeiten. Chefärzte kennen nicht zwangsläufig die Inhalte der Rechnungen, auch wenn sie in ihrem Namen erstellt wurden.

> **Antworten:**
>
> **Grundsätzlich ist bei Abschluss eines Wahlleistungsvertrags der Chefarzt auch zur persönlichen Leistungserbringung verpflichtet.**
>
> **Chefarztgehälter bestehen meistens aus einem Fixum und einem variablen Anteil, dessen Ausschüttung an die Erfüllung von Zielvereinbarungen gebunden ist. Die Erlöse der Privatrechnungen fließen heute fast überall an das Krankenhaus.**
>
> **Privatrechnungen werden zunehmend von Abrechnungsagenturen vorgenommen.**

2.7 Privat oder Kasse?

> **Fragen**
>
> **Welche Möglichkeiten der Krankenversicherung habe ich?**
> **Was leistet die gesetzliche Krankenversicherung?**
> **Welche Vorteile hat eine private Krankenversicherung?**
> **Werden Privatpatienten besser behandelt?**

Das deutsche Gesundheitssystem basiert auf vier Grundprinzipien:

1. Versicherungspflicht
2. Beitragsfinanzierung
3. Solidarität
4. Selbstverwaltung

Ad 1: Für alle Arbeitnehmer besteht eine *Pflichtmitgliedschaft* in einer gesetzlichen Krankenkasse (GKV), so lange sie brutto jährlich nicht mehr als 59 400€ verdienen (Stand 2018). Ehepartner und Kinder sind mitversichert, wenn sie kein wesentliches eigenes Einkommen haben. Besserverdiener und Selbstständige können sich privat oder freiwillig in einer gesetzlichen Kasse versichern.

Ad2: Das System wird abgesehen von staatlichen Zuschüssen hauptsächlich über *Beiträge* finanziert, die bei allen Krankenkassen gleich sind. Derzeit liegt der Beitragssatz bei 14,6 % des Bruttoeinkommens (bis zu einer bestimmten Gehaltsobergrenze), der je zur Hälfte von den Arbeitnehmern und Arbeitgebern gezahlt wird. Eine Inanspruchnahme des Gesundheitssystems wird über die Kassenärztliche Vereinigung (Abschn. 2.6) geregelt, der Patient erhält selbst keine Rechnung. Er kann aber eine Auflistung der abgerechneten Leistungen verlangen.

Bei der privaten Krankenversicherung (PKV) richtet sich die Höhe des Beitrags nicht nach dem Einkommen, sondern nach Alter, Gesundheitsstatus und den gewünschten Leistungen (z. B. Chefarztbehandlung, Einzelzimmerunterbringung). Meistens zahlen Menschen mit vorbestehenden Krankheiten mehr als gesunde und ältere Versicherte mehr als jüngere. Der Beitrag steigt mit zunehmendem Alter u. U. beträchtlich. Familienmitglieder sind nicht mitversichert, für sie müssen zusätzliche Beiträge gezahlt werden.

Die Inanspruchnahme von Leistungen (Behandlung, Medikamente etc.) wird dem Versicherten in Rechnung gestellt, der den Betrag von seiner Versicherung erstattet bekommt. Alle privaten Krankenversicherungen müssen einen Basistarif anbieten, dessen Kosten nicht höher liegen dürfen als der Höchstsatz in der gesetzlichen Krankenversicherung. Die Leistungen entsprechen dann aber auch nur denjenigen der GKV. Ansonsten ist eine private Krankenversicherung teurer als die gesetzliche. Auch hier trägt der Arbeitgeber einen Anteil, aber nur im Umfang einer entsprechenden gesetzlichen Krankenversicherung.

Ad3: In der *Solidargemeinschaft* tragen alle gesetzlich Versicherten gemeinsam das Risiko der Krankheitskosten. Jeder hat den gleichen Anspruch auf Versorgung, unabhängig von den geleisteten Beiträgen. So unterstützen Menschen mit höherem Einkommen ärmere und gesunde kranke.

Ad4: Die Organisation und Finanzierung medizinischer Leistungen ist Aufgabe der sog. *Selbstverwaltung* des Gesundheitswesens, die gemeinsam von Vertretern der Ärzteschaft, der Krankenhäuser, Krankenkassen und der Versicherten wahrgenommen wird. Ihr oberstes Beschlussgremium ist der gemeinsame Bundesausschuss (GBA).

In Deutschland sind ca. 70 Millionen Menschen (87 % der Bevölkerung) in der GKV, die sog. Kassenpatienten. Etwa 11 % (ca. 9 Millionen) der hier lebenden Menschen sind in der PKV, die sog. Privatpatienten (IQWiG 2015). Für alle Patienten gilt gleichermaßen: „Qualität und Wirksamkeit der Leistungen haben dem allgemein anerkannten Stand der medizinischen Erkenntnisse zu entsprechen und den medizinischen Fortschritt zu berücksichtigen" (SGBV 2017b).

Sofern ein Patient nicht im PKV-Basistarif versichert ist, können Arzt oder Krankenhaus für eine gleiche Leistung bei einem Privatpatienten den 1,8 bzw. 2,5 oder gar 3,5fachen Satz gegenüber der Behandlung eines Kassenpatienten in Rechnung stellen. Deshalb wird vielfach eine bevorzugte Behandlung von Privatpatienten erwartet und teilweise auch gewährt. Das kann zu einer bevorzugten Terminvergabe, kürzeren Wartezeiten etc. führen. Privatpatienten haben darüber hinaus leichteren Zugang zu bestimmten Sektoren des Gesundheitssystems. So können sie sich auch ambulant in Krankenhäusern behandeln lassen, was Kassenpatienten normalerweise nicht möglich ist. Das kann beispielsweise bei der Einholung einer Zweitmeinung vorteilhaft sein. Außerdem gibt es Ärzte, die gar keine Kassenpatienten behandeln (sog. Privatpraxis) oder Sondersprechstunden für Privatpatienten anbieten (z. B. privatärztlicher Notdienst – findet meistens nur tagsüber statt, nicht aber nachts).

Die Gründung einer Privatpraxis kann daran liegen, dass ein Arzt keine Kassenzulassung (Berechtigung zur Abrechnung ärztlicher Leistungen bei Kassenpatienten) erhält. Die Anzahl dieser Kassenarztsitze ist begrenzt. Neue Kassenzulassungen werden nur erteilt, wenn eine gleichartige Kassenzulassung im selben Gebiet zurückgegeben bzw. übergeben wird, z. B. aus Altersgründen. Diese Regelung wurde in den 1990er-Jahren eingeführt, um die Anzahl der Kassenarztsitze zu begrenzen und damit eine unnötige Ausweitung der Kassenarztleistungen zu verhindern. Üblicherweise werden Kassenarztsitze an einen Nachfolger verkauft. Der Preis hängt von Angebot und Nachfrage ab. Facharztsitze in Ballungsräumen sind sehr gefragt, Hausarztpraxen in ländlichen Regionen dagegen kaum.

Eine Privatpraxis wird aber auch deshalb eröffnet, weil ein Arzt nur besser vergütete Leistungen erbringen möchte. Dabei ist fraglich, wie Privatpatienten mit Basistarif versorgt werden, die grundsätzlich in einer Privatpraxis vorstellig werden können. Unter Umständen werden sie dort nur behandelt, wenn sie einen Differenzbetrag ohne Versicherungsdeckung bezahlen.

Die privatärztliche Tätigkeit wird auch unter Ärzten aus moralischen und sozialpolitischen Gründen kritisch betrachtet und nicht ganz zu unrecht als „Erbsenpickerei" angesehen. Das Studium (gemeint sind hier die enormen staatlichen Aufwendungen für die Ausbildung, nicht aber der Lebensunterhalt) dieser an ihren Einzelleistungen besser verdienenden Ärzte wurde – sofern sie es nicht selber im Ausland bezahlt haben – von der ganzen Gesellschaft finanziert, d. h. zu 90 % von Kassenpatienten, die aber nicht von ihnen behandelt werden. Außerdem entsteht dadurch so deutlich wie nirgendwo anders in unserem Gesundheitssystem der Eindruck einer weder zeitgemäßen noch sinnvollen „Zweiklassenmedizin". Schließlich ist die ausschließliche privatärztliche Tätigkeit auch unkollegial, denn dadurch werden den Kassenärzten, die die breite Bevölkerung versorgen, besser zahlende Privatpatienten entzogen.

Die Gesundheitsversorgung muss sich unabhängig vom Versicherungsstatus an den individuellen Notwendigkeiten orientieren, die bei Kassen- und Privatpatienten gleich sind. Dabei spielen auch Argumente einer Budgetierung von Leistungen (z. B. bestimmte Röntgenuntersuchungen, Physiotherapie) im Kassenbereich keine Rolle, denn auch für Kassenpatienten stehen bei adäquater Praxisführung (Abschn. 2.6) hinreichend Leistungen zur Verfügung.

Jenseits der Privatpraxen gleicht sich die Behandlung von Kassen- und Privatpatienten im ambulanten Bereich zunehmend an. Abgesehen von bestimmten Facharztbereichen erfolgt die Terminvergabe aufgrund der Dringlichkeit, getrennte Wartebereiche sind weitgehend aufgehoben und die Reihenfolge orientiert sich an der Terminvergabe. In Notfallambulanzen wird kaum mehr hinsichtlich Versicherungsstatus unterschieden, die Versorgung richtet sich nach der medizinischen Notwendigkeit. Notfalleingriffe werden jenseits der regulären Arbeitszeiten meistens vom diensthabenden Facharzt (Oberarzt) ausgeführt, auch bei Privatpatienten. Gleiches gilt für die Intensivmedizin. Auf Intensivstationen erfolgen Behandlung und Unterbringung entsprechend den Erfordernissen und den vorhandenen Kapazitäten. Wünsche nach besonderer Unterbringung können hier normalerweise nicht berücksichtigt werden.

Für diese Bereiche lohnt eine private Krankenversicherung nur bedingt. Es bleiben die beiden Kernleistungen Chefarztbehandlung und Unterbringung in einem Ein- oder Zweibettzimmer. Kassenpatienten können diesbezüglich Zusatzversicherungen abschließen, aber auch diese Zusatzleistungen selber bezahlen.

Je nach Einrichtung betragen die zusätzlichen Kosten pro Tag bei Inanspruchnahme eines Zweibettzimmers etwa 100 €, bei einem Einbettzimmer ca. 200 €. In Zeiten eines zunehmenden Konkurrenzkampfes der Krankenhäuser untereinander verzichten immer mehr Kliniken aus Marketinggründen auf Mehrbettzimmer und beschränken sich auf die Vorhaltung von Ein- und Zweibettzimmern. In diesen Fällen dürfen Krankenhäuser die

Zweibettzimmerunterbringung nicht gesondert berechnen, weil das der Standard ist und keine Sonderleistung. Meistens ist dann auch das Einbettzimmer deutlich günstiger zu bekommen, z. B. für ca. 100 € pro Tag. Da manche Kliniken nicht auf die Zusatzerlöse der Sonderunterbringung verzichten möchten/können, werden aber auch weiterhin Mehrbettzimmer vorgehalten.

Der Wunsch nach Chefarztbehandlung ist nachvollziehbar, weil dem leitenden Arzt die meiste Erfahrung bzw. eine besondere Expertise zugeschrieben wird. Bei einer Zusatzversicherung „Chefarztbehandlung im Krankenhaus" gilt das meistens nur für den stationären Bereich und nicht bei ambulanter Behandlung, also auch nicht für eine ambulante Operation. Deshalb ziehen gelegentlich sowohl Patient als auch Arzt eine stationäre Behandlung vor. Dem steht das Prinzip „ambulant vor stationär" (Abschn. 2.5) sowohl in der GKV als auch der PKV entgegen. Auch die privaten Versicherungen prüfen mittlerweile sehr gründlich die Notwendigkeit einer stationären Behandlung und lehnen diese – genauso wie die GKV – zunehmend ab. Schließt ein Patient trotz nachhaltig dokumentierter Aufklärung über diese Verhältnisse einen Chefarztvertrag für eine ambulante Operation ab, können ihm die entsprechenden Mehrkosten in Rechnung gestellt werden, ohne dass diese von seiner Versicherung erstattet werden müssen.

Wird ein Chefarztbehandlungsvertrag abgeschlossen, muss der Patient auch vom leitenden Arzt behandelt werden (Abschn. 2.1.1 und 2.6.3). Das heißt er wird vor und nach dem Eingriff vom Chefarzt und dessen chefärztlichen Kollegen (Chefarztkette, Abschn. 2.6.3) betreut und ggf. auch von ihm operiert. Wenn eine solche Vereinbarung nicht getroffen wird, hat der Patient keinen direkten Einfluss auf die Auswahl seines Operateurs. Er kann aber Wünsche äußern und u. U. auch um Operation durch den Chefarzt bitten. Dem wird insbesondere bei kritischen Eingriffen nicht selten stattgegeben, sofern der Chefarzt nicht ohnehin den schwierigen Eingriff selber durchführen wird. Patienten sollten wissen, von wem sie operiert werden, und danach fragen, wenn es ihnen nicht mitgeteilt wird.

Allerdings können nicht alle Patienten vom Chefarzt behandelt (operiert) werden. Die Klinikstrukturen in Deutschland setzen voraus, dass in den Abteilungen zumindest noch ein zweiter erfahrener Arzt (Operateur) vorhanden ist, der den leitenden Arzt vertreten können muss und dementsprechend hinreichend erfahren ist. Es gibt viele sehr erfahrene Oberärzte mit langjähriger Berufserfahrung, die manchen Eingriff häufiger durchgeführt haben als ihr Chef. Schließlich bestimmt nicht nur die operative Expertise eines Arztes über die Berufung zum Chefarzt, sondern eventuell auch ein akademischer Titel, wissenschaftliche Tätigkeiten und weitere Kenntnisse z. B. in der Gesundheitsökonomie, heutzutage für einen Chefarzt geradezu unerlässlich.

Grundsätzlich dürfen Operationen nur von bzw. im Beisein von Ärzten ausgeführt werden, die hinreichend erfahren sind, über die Facharztqualifikation im entsprechenden Bereich verfügen und den Eingriff beherrschen. Andernfalls muss der Patient in einer anderen Einrichtung versorgt werden oder es muss z. B. bei einer Notoperation ein entsprechend kompetenter Arzt hinzugezogen werden. Das gilt selbstverständlich auch für den Chefarzt, und zwar unabhängig vom Versicherungsstatus des Patienten.

Es gibt kaum Untersuchungen über Unterschiede im Ergebnis einer operativen Behandlung bei Privat- und Kassenpatienten. Derartige Analysen sind schwierig, weil es sich um unterschiedliche Patientengruppen mit unterschiedlichem Ausgangsrisiko handelt. Operationsauswertungen amerikanischer Kliniken zeigen, dass sog. Weiterbildungseingriffe (Eingriffe, die von Assistenzärzten während ihrer Ausbildung unter Anleitung eines erfahrenen Arztes durchgeführt werden) zwar keine höhere Komplikationsrate aufweisen, aber längere Operationszeiten und auch eine längere Krankenhausverweildauer (Kneist et al. 2016). Ein derartiges Vorgehen ist bei Privatpatienten normalerweise ausgeschlossen.

> **Antworten:**
>
> In Deutschland besteht Krankenversicherungspflicht. Alle Arbeitnehmer müssen Mitglied in einer gesetzlichen Krankenkasse sein. Besserverdiener können sich privat versichern.
>
> Kassenpatienten haben Zugang zu allen notwendigen und als wirksam erwiesenen diagnostischen und therapeutischen Maßnahmen. Diesbezüglich besteht prinzipiell kein Unterschied zwischen Kassen- und Privatpatienten.
>
> Eine private Krankenversicherung ermöglicht die Inanspruchnahme von zusätzlichen Leistungen, die eine stationäre Behandlung angenehmer gestalten können. Im ambulanten Bereich bestehen Vorteile aufgrund besserer Möglichkeit zur Inanspruchnahme von bestimmten Sektoren der Gesundheitsversorgung.
>
> Die medizinische Qualität der Patientenversorgung darf keine Unterschiede aufgrund des Versicherungsstatus aufweisen. Eine private Krankenversicherung ermöglicht jedoch verschiedene „Annehmlichkeiten", die durchaus zur Genesung beitragen können.

2.8   Medizinische Begutachtung

> **Fragen:**
>
> Wann ist eine Begutachtung erforderlich?
> Welchen Spielraum hat der Arzt bei der Erstellung von Gutachten?

Medizinische Gutachten sind in der Regel so aufgebaut, dass zunächst der Sachverhalt nach Aktenlage und/oder einer Untersuchung bestmöglich dargelegt wird (hier ist eine gute Dokumentation in den Krankenunterlagen sehr hilfreich). Anschließend nimmt der Gutachter eine Beurteilung vor, auch unter Hinzuziehung der aktuellen Literatur und unter Berücksichtigung eventuell vorhandener Richt- und Leitlinien. Abschließend wird er die vom Auftraggeber gestellten präzisen Fragen in ebenso möglichst eindeutiger Form beantworten.

Neben den Gerichtsgutachten werden die meisten medizinischen Gutachten zur Beurteilung von Unfallfolgen für die gesetzliche Unfallversicherung (GUV), vertreten durch die verschiedenen Berufsgenossenschaften (BG) oder im Rahmen der privaten Unfallversicherung (PUV) sowie für Sozialgerichte bei Berentungsverfahren erstellt.

Die GUV basiert auf dem 7. Buch des Sozialgesetzes (SGBVII 2017) und geht auf Reichskanzler Otto von Bismarck zurück. Im Gegensatz zur Kranken- oder Rentenversicherung ist die gesetzliche Unfallversicherung alleinige Angelegenheit des Arbeitgebers. Er muss seinen Betrieb bei der zuständigen BG anmelden und zahlt den kompletten Beitrag. Jeder, der in einem Arbeits-, Ausbildungs- oder Dienstverhältnis steht, ist per Gesetz versichert. Der Versicherungsschutz besteht ohne Rücksicht auf Alter, Geschlecht, Familienstand oder Nationalität. Er erstreckt sich auf Arbeits- und Wegeunfälle sowie Berufskrankheiten. Versichert sind demnach solche Unfälle, die Versicherte bei der Ausübung ihrer Arbeit und auf Dienstwegen einschließlich der An- und Abreise von bzw. zu der Wohnung erleiden. Auch gehören dazu Tätigkeiten wie die Instandhaltung von Arbeitsgeräten, die Teilnahme am Betriebssport oder an Betriebsausflügen und -feiern.

Berufskrankheiten sind Krankheiten, die sich ein Versicherter im Rahmen der beruflichen Tätigkeit zugezogen hat bzw. darauf zurückzuführen sind und in der Berufskrankheitenverordnung vom Gesetzgeber als solche anerkannt werden (BAuA 2017). Die gesetzliche Unfallversicherung erstreckt sich auch auf ehrenamtliche Tätigkeiten und andere, beispielsweise die Erstversorgung von Unfallopfern. Ziel ist die dauerhafte und faire Entschädigung der Betroffenen für im Rahmen der versicherten Tätigkeit erlittene Schädigungen (Unfallfolgen und Berufskrankheiten).

Ein Betroffener muss wissen, dass die gesetzliche Unfallversicherung sich klare Richtlinien und Entscheidungskorridore gegeben hat, die das Ausmaß von Entschädigungen und Renten aufgrund dauerhafter berufsbedingter Schädigungen regeln. Erfahrungsgemäß sind dabei die tatsächlichen Entschädigungen deutlich geringer, als von den Betroffenen erwartet. Die ärztlichen Gutachter haben dabei keinen großen Spielraum und müssen den von der GUV vorgegebenen Regeln folgen. Erfahrungsgemäß sind die Entschädigungen in der GUV aber höher als in der privaten Unfallversicherung.

Bei den privaten Unfallversicherungen erfolgt die Entschädigung anhand von Invaliditätsgraden, die ganz überwiegend nach der sogenannten Gliedertaxe berechnet werden oder – falls das nicht möglich ist – darauf beruhen, in welchem Umfang die normale körperliche oder geistige Leistungsfähigkeit insgesamt dauerhaft beeinträchtigt ist (GDV 2014). Der Invaliditätsgrad richtet sich dabei nach einem Wert, der für den betroffenen Körperteil in der Gliedertaxe festgelegt ist. Sowohl Invaliditätsgrad als auch Gliedertaxe können bei den verschiedenen Versicherungsanbietern unterschiedlich sein. Beispielsweise kann der Verlust einer Hand bei einem Anbieter mit 55 % bewertet werden, während ein anderer zur Bemessung dafür einen Wert von 75 % heranzieht. Manche Versicherungen richten sich zumindest im Basistarif nach der Standardgliedertaxe des Gesamtverbands der deutschen Versicherungswirtschaft (GDV 2014). Gliedertaxe und Invaliditätsgrade sollten beim Versicherungsabschluss genau angesehen werden, damit im Schadensfall keine Enttäuschung entsteht.

Die Entschädigung bei einem dauerhaften Schaden (nur der ist normalerweise bei einer PUV versichert – nicht eine vorübergehende Beeinträchtigung) berechnet sich dann folgendermaßen: Bei einer Festsetzung in der Gliedertaxe des Versicherungsvertrags von 75 % für eine Hand, erhält das Unfallopfer beim Verlust oder der völligen Gebrauchsunfähigkeit der Hand auch einen Invaliditätsgrad von 75 % und es werden 75 % der maximalen Schadenssumme ausgeschüttet. Ist die Hand nach einem Unfall nur teilweise geschädigt, beispielsweise um 1/3, wird auch nur dieser Anteil von 75 %, also 25 % an Entschädigung ausgezahlt. Bei einer Versicherungssumme von 100.000 € wären das dann 25.000 €.

Die Erwartungen der Betroffenen an eine Entschädigung im Versicherungsfall sollten also nicht zu hoch sein. Der ärztliche Gutachter hat auch hier kaum Spielraum. Er ermittelt zwar aufgrund seiner Feststellungen den Invaliditätsgrad, hat sich dabei aber genauso wie in der GUV an Vorgaben zu halten, in denen genau festgeschrieben ist, zu welcher prozentualen Einschränkung die objektiv feststellbare Beeinträchtigung führt. Bei wesentlichen Abweichungen wird fast immer ein Zweitgutachten erstellt.

> **Antworten:**
>
> **Medizinische Gutachten werden für Gerichte, Staatsanwaltschaft sowie gesetzliche und private Unfallversicherungen erstellt.**
>
> **Ärzte müssen sich dabei an strenge Vorgaben halten und ihre Befunde und Schlussfolgerungen gut begründen.**

Literatur

Anderson LJH, Anderson P, Tan T (2014) Median life span of a National Health and Care Excellence clinical guideline was about 60 months. J Clin Epidemiol 65:52–55

Arbeitsgemeinschaft der Wissenschaftlichen Medizinischen Fachgesellschaften (2018a) Leitlinienmanual, Kap. 5. www.awmf.org/awmf-regelwerk/awmf-publikationen-zu-leitlinien/leitlinienmanual.html

Arbeitsgemeinschaft der Wissenschaftlichen Medizinischen Fachgesellschaften (2018b) Regelwerk Leitlinien: Graduierung der Empfehlung. www.awmf.org/leitlinien/awmf-regelwerk/II-entwicklung/awmf-regelwerk-03-leitlinienentwicklung/II-entwicklung-graduierung-der empfehlung.html

Arbeitsgemeinschaft der Wissenschaftlichen Medizinischen Fachgesellschaften (2018c) Regelwerk Leitlinien: Strukturierte Konsensfindung. www.awmf.org/leitlinien/awmf-regelwerk/II-entwicklung/awmf-regelwerk-03-leitlinienentwicklung/II-entwicklung-strukturierte-konsensfindung.html

Arbeitsgemeinschaft der Wissenschaftlichen Medizinischen Fachgesellschaften (2018d) Regelwerk Leitlinien: Stufenklassifikation. www.awmf.org/leitlinien/awmf-regelwerk/II-entwicklung/awmf-regelwerk-01-planung-und-organisation/po-stufenklassifikation.html

Arbeitsgemeinschaft der Wissenschaftlichen Medizinischen Fachgesellschaften (2018e) Was sind Leitlinien? www.awmf.org/leitlinien/awmf-regelwerk/einfuehrung.html

Ärztekammer Nordrhein (2014) Weiterbildungsordnung 2014. www.aekno.de. weiterbildung/weiterbildungsordnung2014/Gebiete,Facharzt-,Schwerpunktanerkennung

Ärztliches Zentrum für Qualität in der Medizin (2018) CIRSmedical – Das Berichts- und Lernsystem der deutschen Ärzteschaft für kritische Ereignisse in der Medizin. www.cirsmedical.de

Borst H (2010) Vom Code zur Rechnung – Kurzer Leitfaden zum DRG-System. www.ukaachen.de/fileadmin/files/global/vorstand/4406330.pdf

Buia A, Hanisch E (2015) Mindestmengen in der Chirurgie. Chirurg 86:181–182

Bundesanstalt für Arbeitsschutz und Arbeitsmedizin (2017) Liste der Berufskrankheiten. https://www.baua.de/DE/Angebote/Publikationen/Praxis-kompakt/F3.pdf?__blob=publicationFile

Bundesärztekammer (2013) (Muster)Fortbildungsordnung. www.bundesaerztekammer.de. Recht Berufsrecht (Muster)Fortbildungsordnung [PDF]

Bundesärztekammer (2018a) Der Zentrumsbegriff in der Medizin. www.aerztekammer.de/aerzte/qualitaetssicherung/zentren-und-zertifizierung/zentrumsbegriff

Bundesärztekammer (2018b) Verbindlichkeit von Richtlinien, Leitlinien, Empfehlungen und Stellungnahmen. www.bundesaerztekammer.de/richtlinien

Bundesgerichtshof (2011) VI ZR 139/10. http://juris.bundesgerichtshof.de/cgi-bin/rechtsprechung/document.py?Gericht=bgh&Art=en&sid=f37de779be8cd058eff9d9179759435f&nr=58691&pos=0&anz=1

Bundesgerichtshof (2012) Aktenzeichen I ZR 104/10. www.juris.bundesgerichtshof.de

Bundesgerichtshof (2016) VI ZR 75/15

Bundesgesetzblatt (2013) Gesetz zur Verbesserung der Rechte von Patientinnen und Patienten. www.bgbl.de/xaver/bgbl/start.xav?startbk=Bundesanzeiger_BGBl&jumpTo=bgbl113s0277.pdf#__bgbl__%2F%2F*%5B%40attr_id%3D%27bgbl113s0277.pdf%27%5D__1541185312239

Bundesrepublik Deutschland (1996, zuletzt geändert 2016) Arbeitszeitgesetz (ArbZG). https://www.gesetze-im-internet.de/arbzg

Bundesrepublik Deutschland (1991, zuletzt geändert 2017a) Gesetz zur wirtschaftlichen Sicherung der Krankenhäuser und zur Regelung der Krankenhauspflegesätze (Krankenhausfinanzierungsgesetz – KHG). www.gesetze-im-internet.de/khg/KHG.pdf

Bundesrepublik Deutschland (2002, zuletzt geändert 2017b) Gesetz über die Entgelte für voll- und teilstationäre Krankenhausleistungen. http://www.gesetze-im-internet.de/khentgg/index.html

Bundesrepublik Deutschland (2002, zuletzt geändert 2017c) Gesetz über die Entgelte für voll- und teilstationäre Krankenhausleistungen (Krankenhausentgeltgesetz – KHEntgG) § 17: Wahlleistungen. http://www.gesetze-im-internet.de/khentgg/__17.html

Costa S-D (2014) Qualitätsmanagement im Krankenhaus: Nicht zum Nutzen der Patienten. Dtsch Ärztebl 111(38):A1556

Deutsche Akkreditierungsstelle (2017) Umstellung auf die neue Zertifizierungsnorm DIN EN 15224. www.dakks.de/content/umstellung-auf-die-neue-zertifizierungsnorm-din-en-152242017

Deutsche Gesellschaft für Allgemein- und Viszeralchirurgie (2018). www.dgav.de/zertifizierung.html

Deutsche Krebsgesellschaft (2018) Zertifizierung. https://www.krebsgesellschaft.de/deutsche-krebsgesellschaft/zertifizierung.html

Deutsches Institut für Medizinische Dokumentation und Information (2018a) Internationale statistische Klassifikation der Krankheiten und verwandter Gesundheitsprobleme (ICD), 10. Aufl. Deutsche Modifikation, Version 2018. www.dimdi.de/static/de/klassifikationen/icd/icd-10-gm/kode-suche/htmlgm2018

Deutsches Institut für Medizinische Dokumentation und Information (2018b) Operationen- und Prozedurenschlüssel (OPS) Version 2018. www.dimdi.de/static/de/klassifikationen/ops/kode-suche/opshtml2018

Ertl-Wagner B, Steinbrucker S, Wagner BC (2013) Qualitätsmanagement und Zertifizierung, 2. Aufl. Springer, Berlin

Gastinger I, Meyer F, Shardin A, Ptok H, Lippert H, Dralle H (2018) Untersuchungen zur Hospitalletalität in der Pankreaschirurgie. Chirurg. https://doi.org/10.1007/s00104-018-0654-x

Gemeinsamer Bundesausschuss (2016a) Anforderungen an einrichtungsübergreifende Fehlermeldesysteme für Krankenhäuser als Grundlage für Vergütungszuschläge in Kraft getreten. www.g-ba.de/institution/presse/pressemitteilungen/628

Gemeinsamer Bundesausschuss (2016b) Qualitätsmanagement-Richtlinie – QM-RL. www.g-ba.de/informationen/richtlinien/87

Gemeinsamer Bundesausschuss (2012, zuletzt geändert 2017a) Regelungen zur Fortbildung im Krankenhaus/FKH-R. https://www.g-ba.de/downloads/62-492-1412/ FKH-R_2017-05-18_iK-2017-06-07.pdf

Gemeinsamer Bundesausschuss (2017b) Richtlinie zum Zweitmeinungsverfahren. www.g-ba.de/downloads/39-261-3079/2017-09-21_2018-10-18_Zm-RL_Erstfassung-Richtlinie_konsolidiert.pdf

Gemeinsamer Bundesausschuss (2017c) Ausgewählte Kliniksuchmaschinen. www.g-ba.de/kliniksuche

Gemeinsamer Bundesausschuss (2018a) Mindestmengen. www.gba.de/institutionen/themenschwerpunkte/qualitaetssicherung/einrichtungsintern/mindestmengenregelungen

Gemeinsamer Bundesausschuss (2018b) Richtlinie zu planungsrelevanten Qualitätsindikatoren: Veröffentlichung des Berichts 2017. www.gba.de/informationen/beschluesse/3545

Gemeinsamer Bundesausschuss (2018c) Referenzdatenbank. Die maschinenverwertbaren Qualitätsberichte der Krankenhäuser. https://g-ba-qualitaetsberichte.de/#/search

Gemeinsamer Bundesausschuss (2018d) Regelungen des gemeinsamen Bundesausschuss gemäß § 136b Abs. 1 Satz 1 Nr. 3 SGB V über Inhalt, Umfang und Datenformat eines strukturierten Qualitätsbericht nach § 108 SGB V zugelassene Krankenhäuser. www.g-ba.de/downloads/62-492-1677/Qb-R_2018-09-05_iK-2018-10-12.pdf

Gesamtverband der Deutschen Versicherungswirtschaft (2014) Allgemeine Unfallversicherungsbedingungen (AUB) 2014 Musterbedingungen des GDV. https:// www.gdv.de/resource/blob/6252/952c52d93fc486c4970a8c33e2ea0d1e/01-allgemeine-unfallversicherungsbedingungen%2D%2Daub-2014%2D%2Ddata.pdf

GKV-Spitzenverband (2018a) Fragen und Antworten zu DRG. www.gkv-spitzenverband.de/krankenversicherung/krankenhaeuser/drg_system/fragen_und_antworten_drg/fragen_und_antworten_drg.jsp

GKV-Spitzenverband (2018b) Landesbasisfallwerte. www.gkv-spitzenverband.de/krankenversicherung/krankenhaeuser/budgetverhandlungen/landesbasisfallwerte/landesbasisfallwerte.jsp

Hübner M (2018) GOÄ-Ratgeber: Anwesenheit ist keine Wahlleistung. Dtsch Ärztebl 115(10):A-450/B-392/C-392

Initiative Qualitätsmedizin (2018) Routinedaten, Transparenz, Peer-Review – für die bestmögliche medizinische Behandlungsqualität. www.initiative-qualitaetsmedizin.de

Institut für das Entgeltsystem im Krankenhaus (2018a) Fallpauschalenkatalog 2017. www.g-drg.de/G-DRG-System_2018. Fallpauschalenkatalog 2017

Institut für das Entgeltsystem im Krankenhaus (2018b) Fallpauschalen-Katalog 2018. www.g-drg.de/G-DRG-System_2018/Fallpauschalen-Katalog/Fallpauschalen-Katalog_2018

Institut für Qualität und Wirtschaftlichkeit im Gesundheitswesen (2015) Das deutsche Gesundheitswesen. www.gesundheitsinformation.de/das-deutsche-gesundheitswesen.2698.de.html

Institut für Qualitätssicherung und Transparenz im Gesundheitswesen (2018) Qualitätssicherungsverfahren www.iqtig.org/qs-verfahren

Kassenärztliche Bundesvereinigung (2018a) Einheitlicher Bewertungsmaßstab (EBM). www.kbv.de/media/sp/EBM_Gesamt___Stand_1._Quartal_2018.pdf

Kassenärztliche Bundesvereinigung (2018b) Verordnungssteuerung. www.kbv.de/html/2949.php

Kassenärztliche Vereinigung Berlin (2018) Regelleistungsvolumen www.kvberlin.de/20praxis/30abrechnung_honorar/90honorarverteilung/rlv_aerzte/index.html#rlv_individuell

Kassenärztliche Vereinigung Hamburg (2018) Zur Geschichte des KV-Systems. www.kvhh.net/kvhh/pages/index/p/321/0/t/Geschichte-des-KV-Systems

Kassenärztliche Vereinigung Nordrhein (2018) Fallwerte und Fallzahlen zum Regelleistungsvolumen 1/2018. www.kvno.de/downloads/honorar/fallwerte_fallzahlen_rlv2018-1.pdf

Kneist W, Huber T, Paschold M, Bartsch F, Herzer M, Lang H (2016) Transparente operative Weiterbildung in der Viszeralchirurgie. Chirurg 87:873–880

Medizinischer Dienst der Krankenversicherung Nordrhein (2018) Fehlbelegungsprüfung. www.mdk-nordrhein.de/leistungserbringer/krankenhaus

Müller S, Wedlich S (2013) Patientenrechtegesetz: Beweislasten im Arzthaftungsprozess. Dtsch Ärztebl 110(44):A-2074/B-1830/C-1790. https://www.aerzteblatt.de/archiv/148514

OncoMap: Zertifizerte Zentren (2018). https://www.oncomap.de/centers

Osterloh F (2017) Mindestmengen: Mehr Vorgaben, mehr Sanktionen. Dtsch Ärztebl 114:A565

Papalois V (2015) Die Arbeit der UMES und der UEMS-Sektion Chirurgie. Passion Chirurgie. www.bdc.de/?p=4555

Pieper J, Eikermann M, Mathes T, Prediger B, Neugebauer EAM (2014) Mindestmengen auf dem Prüfstand. Chirurg 85:121–124

Ramsey PG, Carline JD, Thomas SI, Inui S, Larson EB (1991) Changes over time in the knowledge base of practicing internists. JAMA 266:1103–1107

Sauerland S, Waffenschmidt S (2018) Welche Halbwertszeit hat medizinisches Wissen? www.ebm-netzwerk.de/was-wir-tun/publikationen/kvh/kvh-1806.pdf. Zugegriffen am 09.01.2019

Sozialgesetzbuch V (1988) Pflicht zur fachlichen Fortbildung. https://www.sozialgesetzbuch-sgb.de/sgbv/95d.html. Zugegriffen am 09.01.2018

Sozialgesetzbuch V (1988, zuletzt geändert 2017a) § 135c Förderung der Qualität durch die Deutsche Krankenhausgesellschaft. Abs. 1 und 2. www.sozialgesetzbuch-sgb.de/sgbv/135c.html. Zugegriffen am 02.05.2019

Sozialgesetzbuch V (1988, zuletzt geändert 2017b) § 135a Verpflichtung der Leistungserbringer zur Qualitätssicherung. www.sozialgesetzbuch-sgb.de/sgbv/135a.html. Zugegriffen am 02.05.2019

Sozialgesetzbuch V (1988, zuletzt geändert 2017c) § 27b Zweitmeinung. www.sozialgesetzbuch-sgb.de/sgbv/27b.html. Zugegriffen am 02.05.2019

Sozialgesetzbuch V (1988, zuletzt geändert 2017d) § 39 Krankenhausbehandlung. www.sozialgesetzbuch-sgb.de/sgbv/39.html. Zugegriffen am 02.05.2019

Sozialgesetzbuch V (1988, zuletzt geändert 2017e) § 106 Wirtschaftlichkeitsprüfung. www.sozialgesetzbuch-sgb.de/sgbv/106.html. Zugegriffen am 02.05.2019

Sozialgesetzbuch V (1988, zuletzt geändert 2017f) § 12 Wirtschaftlichkeitsgebot

Sozialgesetzbuch V (1988, zuletzt geändert 2017g) § 39 Krankenhausbehandlung. www.sozialgesetzbuch-sgb.de/sgbv/39.html. Zugegriffen am 02.05.2019

Sozialgesetzbuch VII (1988, zuletzt geändert 2017) Gesetzliche Unfallversicherung https://www.sozialgesetzbuch-sgb.de/sgbvii/1.html. Zugegriffen am 02.05.2017

Sozialgesetzbuch XI (1994, zuletzt geändert 2017) § 42 Kurzzeitpflege. https://www.sozialgesetzbuch-sgb.de/sgbxi/42.html. Zugegriffen am 02.05.2019

Technische Überwachungsverein Süd (2018) DIN EN 15224. www.tuev-sued.de/management-systeme/gesundheitswesen/din-en-15224. Zugegriffen am 02.05.2019

3

Sicherheit durch patientenorientierte moderne Medizin

Inhaltsverzeichnis

Das deutsche Gesundheitssystem bietet hervorragende Rahmenbedingungen für eine patientenorientierte moderne Medizin. Aber nicht alles ist gesetzlich zu regeln und gute Strukturen sind alleine kein Erfolgsgarant. Dazu gehören auch gute Strategien und Standards. Technischer Fortschritt und klinische Forschung machen die Medizin immer sicherer. Das erweitert nicht nur das Spektrum des Machbaren sondern reduziert auch die Risiken. Viele der Neuerungen kommen den Patienten direkt zugute, weil ihre Behandlung dadurch schonender geworden ist. Stand früher eher der reine Therapieerfolg im Mittelpunkt, gilt heute die Aufmerksamkeit zunehmend auch dem Patientenkomfort und der Lebensqualität.

© Springer-Verlag GmbH Deutschland, ein Teil von Springer Nature 2019
H. W. Keller, *Keine Angst vor Operationen*, https://doi.org/10.1007/978-3-662-58792-8_3

3.1 Strahlenbelastung durch Röntgenuntersuchungen

Fragen:

Was sind Röntgenstrahlen und warum sind sie gefährlich?
Wie groß ist meine Strahlenbelastung allgemein?
Wie gefährlich sind Röntgenuntersuchungen?
Wie kann ich mich vor Strahlenschäden schützen?

Die Angst vor Strahlenschäden ist weit verbreitet und führt im Klinikalltag immer wieder zu Diskussionen. Im deutschen Gesundheitswesen existieren aber allein schon aufgrund der Gesetzgebung (Strahlenschutzverordnung, Röntgenverordnung) hohe Sicherheitsstandards, so dass die Gefahr, einen Strahlenschaden durch diagnostische Röntgenuntersuchungen zu erleiden, äußerst gering ist (BRD 2014, 2017a, b). Das trifft nicht unbedingt für die Strahlentherapie (Radiotherapie) zu, bei der das angestrebte Therapieziel – wie bei anderen Therapieformen auch – unter Umständen nur durch Inkaufnahme von Nebenwirkungen bzw. Begleitschäden zu erreichen ist, die früher oder später auftreten können. Die Problematik der Strahlenbehandlung wird hier nicht weiter besprochen.

Allerdings gibt es Krankheiten, bei denen eine Radiotherapie unter Umständen zum gleichen Ergebnis führt wie eine Operation (z. B. Prostatakarzinom, Speiseröhrenkrebs) oder sogar überlegen ist (z. B. Analkarzinom). Hierauf wird in Abschn. 3.12. eingegangen. Es gibt auch Situationen, in denen vor und/oder nach einer Operation bestrahlt wird (adjuvante Strahlentherapie, Abschn. 3.12). Manchmal wird auch während einer Operation bestrahlt (intraoperative Strahlentherapie, Abschn. 3.12).

An dieser Stelle wird ein kurzer Überblick über die Strahlenbelastung im Rahmen der radiologischen Diagnostik bzw. bei Verlaufskontrollen gegeben. Damit soll eine Einschätzung des individuellen realen Strahlenrisikos ermöglicht werden und ein besseres Verständnis für den vernünftigen Einsatz von Röntgenuntersuchungen erreicht werden. Gleichzeitig wird aufgezeigt, welche Maßnahmen zum Strahlenschutz existieren und was jeder zu seinem eigenen Schutz tun kann.

Strahlung bedeutet Energietransport ausgehend von einer Strahlenquelle. Bei der Röntgenstrahlung geschieht das in Form von elektromagnetischen Wellen, die unsichtbar sind und nicht ohne weiteres wahrgenommen (gespürt) werden können. Röntgenstrahlung entsteht entweder durch den Zerfall radioaktiver Atomkerne oder kann in Röntgenröhren technisch erzeugt werden und somit für medizinische Zwecke genutzt werden (BfS 2017).

Trifft diese Strahlung auf Materie, z. B. menschliches Gewebe, so wird ihre Energie je nach Beschaffenheit der Materie (des Gewebes) unterschiedlich abgeschwächt. Deshalb werden hinter der durchdrungenen Materie (z. B. eine Hand) räumlich unterschiedlich große Restmengen der ursprünglich ausgesandten Energie von Film/Folien-Systemen (früher) oder digitalen Detektoren (heute üblich) gemessen und flächenhaft dargestellt. Da Knochen eine deutlich stärkere Abschwächung der durchdringenden Strahlen bewirken als Muskeln oder anderes Weichgewebe, können Röntgenaufnahme zu einer besonders guten Darstellung von Knochenkonturen, insbesondere bei Frakturen benutzt werden. Aber auch geringere Unterschiede in der Strahlenabschwächung (z. B. zwischen Herz und Lunge) können durch eine Veränderung der den benutzten Röntgenstrahlen innewohnenden Energie deutlich sichtbar gemacht werden (BfS 2017).

Außerdem kann durch die Verabreichung von Röntgenkontrastmittel durch die Anhäufung dieses Stoffes an bestimmten Orten (z. B. in Blutgefäßen bei Blutgefäßdarstellungen) eine stärkere Strahlenabschwächung erzielt werden und somit eine genauere Darstellung der Struktur (z. B. Blutgefäßverengungen) erreicht werden.

Röntgenstrahlen können grundsätzlich die Materie verändern, auf die sie treffen. Das geschieht durch die sogenannte ionisierende Wirkung, bei der Elektronen aus der Hülle von Atomen herausgesprengt werden. Trifft eine derartige Strahlung auf lebende Zellen oder Organe, können diese durch die beschriebene Wirkung und andere, am bestrahlten Objekt hervorgerufene Veränderungen, mehr oder weniger stark geschädigt werden. In Abhängigkeit von dem Ausmaß der Einstrahlung kann eine Zelle den Strahlenschaden reparieren oder sie stirbt ab und kann durch eine andere Zelle ersetzt (BfS 2017).

Bei einer massiven Strahlendosis können ganze Gewebeblöcke absterben, die nicht vollwertig ersetzt werden. Bei einer unzureichenden oder fehlerhaften Reparatur des Schadens entstehen veränderte Zellen (Mutationen), die sich weiter vermehren können. In dem Fall ist die DNA der Zelle betroffen, die die Erbinformation trägt. Kommt es infolgedessen zu unkontrollierten Zellteilungen und somit vermehrtem Gewebswachstum, können Tumore entstehen (BfS 2017). Derartige Entwicklungen treten aber nicht nur infolge von Strahleneinwirkung auf, sondern entstehen viel häufiger spontan, besonders in Organismen mit beeinträchtigtem Immunsystem.

Da verschiedene Gewebe unterschiedlich auf Strahlen reagieren, können gleichgroße Einwirkmengen an den verschiedenen Organen ganz unterschiedliche Auswirkungen erzielen. Grundsätzlich sind Gewebe, deren Zellen sich naturgemäß häufiger teilen, strahlenempfindlicher als die Gewebe, deren Zellen sich seltener und langsamer teilen. So ist von einer abnehmenden Strahlenempfindlichkeit in der angegebenen Reihenfolge auszugehen: Embryo→ Knochenmark→ Darmtrakt→ Eizellen→ Samenzellen→ Wachstumsfugen der Knochen→ Augenlinse→ Nerven→ Muskulatur.

Außerdem besteht bei Menschen eine individuell unterschiedliche Strahlenempfindlichkeit bzw. Strahlenresistenz, die durch die individuelle genetische Ausstattung bedingt ist (BfS 2018). Welche Faktoren dafür im Einzelnen verantwortlich sind, ist weitgehend unklar. Unterschiedliche Erkrankungen, wie Krebs, neurologische Störungen, Beeinträchtigungen am Immunsystem und auch vorzeitiges Altern sind häufig mit einer höheren Strahlenempfindlichkeit verbunden (BfS 2018).

Strahleneinwirkung kann bei Überschreiten einer Schwellendosis unmittelbar Schäden an Gewebe und Organen hervorrufen (deterministische Wirkung). Strahlenschäden können aber auch erst später, unter Umständen nach Jahren auftreten, sie beruhen dann auf Schädigungen am Erbmaterial (stochastische Wirkung). Hierfür gibt es keinen Schwellenwert. Insofern besteht keine Trennlinie zwischen gefährlicher und ungefährlicher Strahlenexposition. Hintergrund der von der Gesetzgebung (Strahlenschutzverordnung, Röntgenverordnung) festgelegten Dosisgrenzwerte ist vielmehr die Vermutung, dass bei ihrer Überschreitung das Risiko für das Auftreten von Gesundheitsschäden, insbesondere Krebserkrankungen nicht mehr akzeptabel ist (BfS 2017, 2018, StrlSchV, RöV). Daher sollte die Strahlenbelastung auch unterhalb der Grenzwerte so niedrig wie möglich gehalten werden (Prinzip der Optimierung). Dieses Vorgehen führt dazu, dass die Strahlenbelastung ganz überwiegend weit unter den gesetzlich festgelegten Grenzwerten liegt (BfS 2017).

Bei der Röntgendiagnostik kommen 3 verschiedene Verfahren zur Anwendung:

1. Röntgenaufnahmen: einmalige kurzzeitige Strahlenexposition des zu beurteilenden Körperteils, häufigste Anwendung, relativ niedrige Strahlenbelastung.
2. Röntgendurchleuchtungen: insbesondere zur Beurteilung von Bewegungsabläufen (z. B. Abklärung von Darmentleerungsstörungen) und bei Operationen (Funktions- und Positionskontrolle bei Gelenkersatz, Kontrollen bei Gallen- und Nierensteinentfernung, Gefäßdarstellungen mit Intervention). Dabei wird eine Bildserie angefertigt, dadurch ist die Strahlenbelastung für Patienten zum Teil deutlich höher als bei Röntgenaufnahmen.

3. Computertomographie: hierbei umfahren Strahlenquellen und die gegenüberliegenden Detektoren den Patienten. Dabei wird eine Vielzahl von Röntgenaufnahmen aus verschiedenen Richtungen angefertigt, die bei der Auswertung mit Computerprogrammen Schnittbilder erzeugen, auf denen sich unterschiedliche Strukturen (Organe, Tumorbildungen etc.) in verschiedenen Grautönen gut unterscheidbar darstellen. Die auf den betroffenen Mensch einwirkende Strahlendosis ist dabei allerdings relativ hoch. Moderne Weiterentwicklungen der Computertomographen führen zu einer Reduktion der Strahlenbelastung.

Vor jeder Computertomographie ist zu überlegen, ob nicht die gleiche Aussage ohne jede Strahlenbelastung durch die Anwendung von Ultraschall oder Kernspintomographie zu erreichen ist. Bei manchen Fragestellungen sind diese Methoden sogar besser (z. B. Beurteilung von Gallensteinen, Veränderungen am Gallengang). In Tab. 3.1 sind wichtige Grenzwerte und typische Dosiswerte vergleichend dargestellt. Bei einer Strahlentherapie werden über tausendfach höhere Gesamtdosen, verteilt auf mehrere einzelne Applikationen, verabreicht.

Zur Bestimmung der Strahlenbelastung biologischer Organismen im Zusammenhang mit dem Strahlenrisiko wird als Messeinheit das „Sievert" (Abkürzung Sv, nach Rolf Sievert, schwedischer Physiker, 1896–1966) benutzt. Damit wird physikalisch die im bestrahlten Gewebe einwirkende Strahlenenergie (bei Röntgenstrahlen J/kg = 1Sv) beschrieben. Die real vorkommenden Strahlenbelastungen liegen in der Größenordnung von 1/1000 Sv und werden somit in Millisievert (mSv) angegeben.

In Deutschland sind die Dosisgrenzwerte so angelegt, dass akute Strahlenschäden (deterministische Strahlenwirkung) ausgeschlossen sind und langfristige Schäden (stochastische Strahlenwirkung) auf ein vernünftigerweise erreichbares Mindestmaß begrenzt werden (BfS 2017). Dazu wurden 3 allgemeingültige Grundsätze für den Umgang mit Strahlen aufgestellt, die rechtsverbindlich sind (BRD 2017b) und insbesondere auch in der Medizin gelten:

1) Rechtfertigende Indikation:

Damit ist festgelegt, dass der gesundheitliche Nutzen der Strahlenanwendung gegenüber dem Risiko überwiegt. Sie darf nur von Ärzten mit der erforderlichen Fachkunde im Strahlenschutz auf dem Gebiet, für das sie gilt, gestellt werden. Der Fachkundenachweis wird durch die erfolgreiche Teilnahme an Strahlenschutzkursen sowie dem Nachweis der praktischen Tätigkeit (Sachkunde) erbracht und durch die Ärztekammer anerkannt.

2) Gebot der Dosisbegrenzung:

Werden Personen aus gerechtfertigter Indikation Strahlendosen ausgesetzt, so dürfen diese bestimmte Grenzwerte nicht überschreiten. Für beruflich strahlenexponierte Personen und die allgemeine Bevölkerung gelten dabei unterschiedliche Werte.

3) Gebote der Optimierung:

Auch bei gerechtfertigten Strahlenbelastungen ist die Strahlenbelastung so niedrig wie möglich zu halten bzw. der Grenzwert soweit wie möglich zu unterschreiten.

Für den medizinischen Alltag bedeuten die vorhergehenden Ausführungen nichts anderes, als dass jede Röntgenuntersuchung gut begründet sein muss, unnötige Röntgenaufnahmen, insbesondere auch Doppeluntersuchungen vermieden werden sollen und nicht jeder Arzt zwangsläufig berechtigt ist, die Indikation zu einer Röntgenuntersuchung zu stellen. Letzteres spielt normalerweise während der regulären Arbeitszeiten in Kliniken und Praxen keine Rolle, da gewöhnlich immer ein entsprechend ausgebildeter Arzt (insbesondere Radiologe) anwesend ist. Während des nächtlichen Bereitschaftsdienstes oder auch an Wochenenden kann es diesbezüglich aber zu Engpässen kommen, so dass Verzögerungen bei der Röntgendiagnostik möglich sind bzw. Indikationen zur Röntgendiagnostik unter Umständen infrage gestellt sein könnten. Bei den klassischen Röntgenaufnahmen hat das allerdings kaum praktische Bedeutung, weil die damit verbundene Strahlenbelastung sehr niedrig ist (Tab. 3.1). Ist jedoch eine Durchleuchtung oder gar eine Computertomo-

Tab. 3.1 Reale (jährliche) Strahlenbelastung in Deutschland und Schwellenwerte (akute Einwirkung) in mSv (BfS 2017)

Natürliche Strahlenquellen	2–3
Flug München – Tokyo	bis 0,1
Kernkraftwerke	bis 0,01
Medizinische Strahlenquellen	2
1 Röntgenaufnahme Brustkorb	0,01–0,03
1 Schilddrüsenszintigramm	0,7
1 Schädel CT	1–3
1 Ganzkörper CT	10–20
Schädigung des Ungeborenen	ab 100
Hautrötung	ab 500
Übelkeit, Erbrechen	ab 1000
50 % Sterblichkeit nach 4 Wo	3000–4000
Kaum Überlebenschance	8000

graphie mit einer bis zu 200fach größeren Strahlenbelastung geplant, kommt dem schon eine ganz andere Bedeutung zu. Dementsprechend erfordert die Durchführung dieser Technik auch einen besonderen Fachkundenachweis.

Bei vielen Röntgenuntersuchungen, auch Computertomographien ist die intravenöse Verabreichung von Röntgenkontrastmittel notwendig. Das kann zu allergischen Reaktionen bis hin zum Schock führen. Außerdem ist Voraussetzung für die Applikation von Kontrastmittel die Erhebung bestimmter Laborwerte (hinsichtlich Schilddrüsen- und Nierenfunktion), um keine Organschäden durch die Verabreichung dieser Substanzen zu riskieren. Deshalb bedürfen auch diese Maßnahmen einer besonderen ärztlichen Überwachung.

Jeder Mensch, bei dem eine Röntgenuntersuchung durchgeführt wird, sollte verstehen, warum die Untersuchung nötig ist. In vielen Fällen ist das selbsterklärend, beispielsweise beim Frakturausschluss. Wiederholungsaufnahmen, insbesondere solche mit hoher Strahlenbelastung, sollten aber durchaus hinterfragt werden, ebenso wie Doppeluntersuchungen.

Bei der Durchführung von klassischen Röntgenuntersuchungen kann auch der Betroffene dazu beitragen, dass sein Strahlenrisiko reduziert wird, indem beispielsweise ein Röntgenschutz – falls nicht von vorneherein angelegt – für solche Körperregionen gefordert wird, die nicht zur Diagnostik anstehen, insbesondere für die Keimzellen im Unterleib (Eierstöcke, Hoden).

Ärztliche Praxen oder Krankenhäuser, in denen Röntgenuntersuchungen durchgeführt werden, sind seit 2019 nicht mehr verpflichtet, Röntgenpässe bereitzuhalten und Patienten anzubieten. Trotzdem empfiehlt das Bundesamt für Strahlenschutz auch weiterhin, durchgeführte Röntgenuntersuchungen durch entsprechende Einträge zu dokumentieren, um unnötige Wiederholungsuntersuchungen zu vermeiden und Vergleichsmöglichkeiten mit vorherigen Aufnahmen zu schaffen. Röntgenpässe können beim Bundesamt für Strahlenschutz angefordert werden. Vor jeder Röntgenaufnahme sollten die betroffenen Patienten den Röntgenpass dem Arzt vorlegen und die Eintragung der Aufnahmen einfordern. Röntgenpässe zum Ausschneiden befinden sich auch im Serviceteil dieses Buches.

Entsprechend der sehr hohen Strahlenempfindlichkeit embryonalen Gewebes kann es bei der Anwendung von Strahlen in der Schwangerschaft zu Fehlbildungen und Entwicklungsstörungen bei dem ungeborenen Kind kommen. Außerdem besteht für das Kind ein erhöhtes Risiko, später einmal an Krebs oder Leukämie zu erkranken. Deshalb muss vor der Anwendung von Röntgenstrahlen bei Frauen im gebärfähigen Alter vom Arzt gefragt werden, ob eine Schwangerschaft besteht oder bestehen könnte. Patientinnen sollten den Arzt gegebenenfalls auch darauf hinweisen. Unter Umständen ist kurzfristig ein Schwangerschaftstest angezeigt. Wird die Schwangerschaft bestätigt oder lässt sie sich nicht eindeutig ausschließen, so ist die Notwendigkeit der Strahlenanwendung unter sorgfältigster Nutzen-/Risikoabwägung äußerst kritisch zu stellen. Soweit möglich, sollte die Untersuchung bis zum Ende der Schwangerschaft verschoben werden oder die Möglichkeit alternativer Verfahren mit weniger bzw. keiner Strahlenbelastung (Ultraschall, Kernspintomographie) in Erwägung gezogen werden.

Antworten:

Röntgenstrahlung ist die Aussendung der in einer Strahlenquelle erzeugten Energie. Trifft sie auf menschliches Gewebe, wird sie in Abhängigkeit von dessen Beschaffenheit unterschiedlich stark abgeschwächt und kann das Gewebe direkt oder durch Veränderung der Erbsubstanz einzelner Zellen beschädigen. Das kann zum Gewebsuntergang führen, aber auch Tumorwachstum hervorrufen.

Die durchschnittliche jährliche Gesamtstrahlenbelastung der deutschen Bevölkerung liegt unter 5mSv und damit in der Größenordnung einer Computertomographie des Schädels.

Einzelne Röntgenaufnahmen verursachen nur eine geringfügige Strahlenbelastung weit unterhalb der bestehenden Grenzwerte. Bei einer CT ist die Belastung hundert- bis tausendfach stärker.

Aufgrund der vorgeschriebenen rechtfertigenden Indikation ist die Anzahl von Röntgenuntersuchungen auf ein unbedingt erforderliches Mindestmaß zu begrenzen. Nicht zu untersuchende Körperregionen sollten mit einem Strahlenschutz abgedeckt werden. Jeder Patient sollte einen Röntgenpass führen.

3.2   Blutgerinnung und Blutverdünnung

Fragen:

Warum muss mein Blut verdünnt werden?
Welche Methoden der Blutverdünnung gibt es?
Kann ich trotz Blutverdünnung operiert werden?

Blutgerinnung ist lebensnotwendig. Ohne sie können schon leichte Verletzungen zum Verbluten führen. Andererseits kann die Blutgerinnung auch gefährlich sein. Unter bestimmten unnatürlichen Gegebenheiten oder bei Krankheiten kann sie zur Bildung von Blutgerinnseln in Blutgefäßen führen, es entsteht eine Thrombose. Wird das Blutgerinnsel mit dem Blutstrom fortgeschwemmt, kann es an anderer Stelle, wenn die Blutgefäße kleiner werden,

den Blutfluss vollständig unterbinden. Man spricht dann von einer Embolie. Das dahinter liegende Gewebe wird nicht mehr mit Blut versorgt und stirbt ab, weil es keinen Sauerstoff erhält, der durch das Blut transportiert wird. So kommt es zu einem Infarkt (von lat. infarcire = hineinstopfen), z. B. einem Herzinfarkt oder einem Hirninfarkt (Schlaganfall).

Entsteht in einer Beinvene (Venen transportieren das Blut aus der Peripherie des Körpers zum Herzen zurück) ein Blutgerinnsel, spricht man von einer Venenthrombose. Ursache ist oft die Ruhigstellung der Extremität, z. B. nach einer Verletzung oder bei einem längeren Krankenlager. Das Blut wird nicht mehr richtig aus dem betroffenen Bein abtransportiert. Es können Umgehungskreisläufe mit Ausbildung von Krampfadern entstehen, das Bein chronisch geschwollen sein und Blutbestandteile im Gewebe abgelagert werden (sogenanntes postthrombotisches Syndrom). Wird das Blutgerinnsel oder ein Teil davon abgelöst und gelangt mit dem Blutstrom zum Herzen, verfängt sich der Thrombus gewöhnlich in der Lunge und kann hier den Blutfluss durch das Organ ganz oder teilweise verlegen mit unter Umständen tödlichem Ausgang (Lungenembolie). Es kommt zum Blutstau vor der Lunge mit starker Herzbelastung. Außerdem kann das Blut in der Lunge nicht mehr mit Sauerstoff aufgeladen werden und vom Kohlendioxyd befreit werden. Um derartige Ereignisse mit schadhafter Ausbildung von Blutgerinnseln zu verhindern, werden Blutverdünner eingesetzt, die die Gerinnbarkeit des Blutes auf verschiedene Arten beeinträchtigen.

Blutgerinnung ist ein komplexer Vorgang, an dem mehrere Faktoren beteiligt sind. Zum einen sind das die überwiegend in der Leber produzierten Gerinnungsfaktoren, zum anderen die Blutplättchen, die neben den roten Blutkörperchen für den Sauerstofftransport und den weißen Blutkörperchen für die Infektabwehr den dritten körperchenartigen Bestandteil des Blutes darstellen.

Bei der medikamentösen Blutverdünnung werden entweder Mittel eingesetzt, die die Blutgerinnungsfaktoren beeinträchtigen (sog. Antikoagulantien) oder solche, die die Fähigkeit der Blutplättchen, sich aneinander zu heften, reduzieren (sog. Thrombozytenaggregationshemmer). Beide Maßnahmen sind für sich effektiv und haben bestimmte Einsatzbereiche.

Zur Vorbeugung von Thrombose und Embolie sind aber auch physikalische Maßnahmen von Bedeutung, die für den regelmäßigen Fluss in den Blutgefäßen sorgen und ein Verweilen des Blutes an einem Ort verhindern. Zu den körpereigenen diesbezüglichen Maßnahmen gehört die Sogwirkung des Herzens, aber auch die Muskelpumpe in den Beinen. Hierunter versteht man die pumpenartige Wirkung der Unterschenkelmuskulatur, die mit wechselnder Anspannung und Erschlaffung den Bluttransport zum Herzen durch Auspressen der Venen insbesondere beim Gehen, aber auch beim Stehen, unterstützt. Insofern ist Mobilität ein wichtiger Faktor zur Verhinderung der Thrombenbildung in den Beinvenen. Fällt die Muskelpumpe aus, beispielsweise bei längerer Bettlägerigkeit oder nach Operationen, besteht eine erhöhte Thrombosegefahr. Deshalb erhalten diese Patienten im Krankenhaus Blutverdünner (in der Regel Thrombosespritzen, s. u.) und Kompressionsstrümpfe, die die ausgefallene Muskelpumpe teilweise ersetzen.

Bei einer stehenden Tätigkeit kann durch das Tragen solcher Strümpfe das Versacken von Blut in den Beinvenen reduziert werden, was dann nicht nur das Thromboserisiko, sondern auch die Gefahr der Krampfaderbildung reduziert. Bettlägerige Patienten können aktiv werden, indem sie die Beine – falls möglich und ärztlich erlaubt – viel bewegen, z. B. mehrmals stündlich die Fußspitzen nach oben ziehen und nach unten drücken. Außerdem werden in medizinischen Einrichtungen Tretpedale und Wechseldruckmanschetten zur Thrombosevorbeugung eingesetzt.

Thrombozytenaggregationshemmer
Zur Verminderung der Fähigkeit der Blutplättchen, miteinander zu verkleben wird am häufigsten Acetylsalicylsäure (ASS), Handelsnamen z. B. Aspirin, Thomapyrin, ASSratiopharm, Godamed eingesetzt. Diese Form der „Blutverdünnung" hat sich bei Verengungen von Arterien (sie transportieren das sauerstoffreiche Blut vom Herzen in die Organe und in die Körperperipherie) als sinnvoll erwiesen. Man geht davon aus, dass das Risiko eines Herzinfarktes dadurch um 1/3tel, eines Schlagfalls um 1/4tel und eines akuten Extremitäten-Gefäßverschlusses um 1/6tel reduziert wird (Wagner et al. 2018). Dementsprechend verbreitet ist die Einnahme dieser Medikamente bei allen Formen arterieller Durchblutungsstörungen.

Die Wirkung von ASS tritt nach 10 Minuten ein und hält ca. 7 Tage an (entsprechend der Lebensdauer der Thrombozyten) (Wagner et al. 2018). Da permanent neue Thrombozyten entstehen, müssen die Medikamente auch täglich eingenommen werden und nicht nur einmal pro Woche. So werden auch die nachfolgend produzierten Blutplättchen von den Medikamenten erreicht, was für die Wirkung dieser Therapie von großer Bedeutung ist. Andererseits ist aber auch die vollständige Wirkung der Thrombozyten-Aggregationshemmer erst nach 7 Tagen abgeklungen, wenn auch die letzten, mit dem Medikament in Kontakt gekommenen Blutplättchen, abgestorben sind.

Die genannten Fakten sind bei der Planung und Durchführung von Operationen zu berücksichtigen. Hier gilt es im Einzelfall den Nutzen dieser Form der Blutverdünnung gegen den evtl. Schaden (vermehrte Blutungsneigung) abzuwägen. Einerseits wird über eine Häufung von Herzinfarkten nach einer

Operation – vermutlich infolge damit verbundener Blutdruckschwankungen – berichtet und es kommt nach größeren Eingriffen zu einer gesteigerten Gerinnbarkeit des Blutes durch Aktivierung der Blutplättchen. Andererseits erhöht sich die Rate an Blutungskomplikationen bei Einnahme von ASS um den Faktor 1,5, allerdings ohne eine Steigerung des Schweregrades der Blutung (Hoffmeister et al. 2010; Wagner et al. 2018). In Zusammenfassung der vorliegenden Studienergebnisse wird von der europäischen Gesellschaft für Kardiologie folgendes Vorgehen empfohlen (Hoffmeister et al. 2010):

Absetzen von ASS 1 Woche vor Operationen, wenn ASS rein prophylaktisch eingenommen wird. Operation unter fortgesetzter ASS-Einnahme, wenn ASS beispielsweise nach Herzinfarkt oder Schlaganfall zu Verminderung eines erneuten derartigen Ereignisses (Sekundärprophylaxe) eingenommen wird. Es gibt aber auch Ausnahmen, beispielsweise Operationen am Gehirn.

Das ebenfalls – allerdings auf andere Art – die Blutplättchen hemmende Clopidogrel (Handelsname z. B. Plavix) und andere ähnlich wirkende Substanzen (z. B. Parsugrel, Tikagrelor) kommen in erster Linie zusammen mit ASS als duale Plättchenaggregationshemmung nach Anlage von Koronarstents zur Anwendung. Derartige Röhrchen werden zur Überbrückung von Verengungen der Herzkranzgefäße in diese eingesetzt, um den Bluttransport zum Herzmuskel sicherzustellen und Herzinfarkten vorzubeugen. Damit keine Thrombosen in diesen Röhrchen entstehen, ist eine verstärkte Hemmung der Thrombozyten-Aggregation nötig. In der Regel ist diese Doppelmedikation dann für 6–12 Monate erforderlich (Hoffmeister et al. 2010). Aufschiebbare Operationen (z. B. bei unkompliziertem Leistenbruch, Metallentfernung etc.). sollten möglichst erst nach diesem Zeitraum durchgeführt werden, wenn die duale Therapie nicht mehr nötig ist.

Ist eine Operation nicht solange aufschiebbar, muss das Risiko der Blutung bei fortgesetzter Therapie gegen das Risiko des Stentverschlusses mit unter Umständen tödlichem Herzinfarkt vom interdisziplinären Team abgewogen werden und gemeinsam unter Einbeziehung des Patienten entschieden werden (Hoffmeister et al. 2010; Wagner et al. 2018). Notoperationen dulden keinen Aufschub. Es muss dann trotz der Doppelmedikation operiert werden. In diesen Fällen kann durch die Verabreichung von Thrombozyten-Konzentraten von gesunden Spendern versucht werden, die Blutungsgefahr zu reduzieren.

Die Einnahme von Aspirin insbesondere in der Kombination mit Clopidogrel kann zur Ausbildung von Magengeschwüren und Magenblutungen führen. Deshalb ist unter diesen Umständen die zusätzliche Verabreichung eines Magenschutzpräparates zur Reduktion der Magensäurebildung zu erwägen.

Antikoagulantien

Diese Medikamentengruppe vermindert die Gerinnbarkeit des Blutes durch Hemmung bestimmter Gerinnungsfaktoren bzw. die Beeinträchtigung deren Produktion. Sie kommt dann zum Einsatz, wenn irgendwo im Körper eine erhöhte Bereitschaft zur Bildung von Blutgerinnseln besteht, die dann entweder am Ort der Entstehung oder als Embolie fortgeleitet an anderer Stelle den Blutweg verlegen und so schwerwiegende Schäden anrichten können. In dieser Situation reichen Medikamente, die „nur" die Blutplättchenverklebung beeinträchtigten, nicht aus.

Die ältesten und verbreitetsten Medikamente dieser Gruppe sind Phenprocoumon (Handelsname Marcumar) und das im Ausland bekanntere Warfarin (Handelsname Coumadin). Sie werden in Tablettenform eingenommen und hemmen die Produktion bestimmter Vitamin-K abhängiger Gerinnungsfaktoren. Der häufigste Grund zur Verabreichung dieser Medikamente ist das Vorhofflimmern. Dabei handelt es sich um eine Herzrhythmusstörung mit ungeordneten flimmernden Bewegungen der Herzvorhofwände, was zu unregelmäßigem Pulsschlag, Einschränkungen der Herzpumpleistung und erhöhter Gefahr der Blutgerinnselbildung aufgrund des veränderten Blutflusses führt. In Deutschland leiden ca. 1,8 Millionen. Menschen an dieser Krankheit (Lock et al. 2018). Andere wichtige Gründe für den Einsatz der Antikoagulantien sind abgelaufene Beinvenenthrombosen und/oder Lungenembolie, Herzklappenersatz und angeborene oder erworbene Thromboseneigungen. Etwa 2–4 % dieser Patienten erleiden in 1 Jahr eine Thrombose oder Embolie, nach 10 Jahren haben aber ca. 20–40 % der Betroffenen z. B. einen tödlichen Schlaganfall erlitten (Lock et al. 2018). Das kann bei ca. 60 % der Patienten durch dauerhafte Einnahme der Antikoagulantien verhindert werden (Lock et al. 2018).

Bei Beginn der Einnahme dieser Medikamente ist nach ca. 3 Tagen mit ersten Effekten zu rechnen, die angestrebte Wirkung ist nach ca. 7 Tagen erreicht. Da es paradoxerweise in den allerersten Tagen nach Therapiebeginn zu einer Übergerinnbarkeit des Blutes kommt, muss für wenige Tage das Blut gleichzeitig mit Heparin (s. u.) verdünnt werden (Dellas 2014). Aufgrund individueller Unterschiede der Wirksamkeit muss die Therapie mit diesen Medikamenten regelmäßig durch einen Bluttest überprüft werden und dementsprechend die Dosierung angepasst werden. Während dazu früher der sogenannte Quickwert (Normal 100 %, therapeutischer Bereich 20–30 %) herangezogen wurde, wird heute überwiegend mit dem INR-Wert (Normal ca. 1, therapeutischer Bereich 2–3) gearbeitet. Beide Messgrößen beruhen auf dem gleichen Prinzip. Dabei ist aber zu berücksichtigen, dass ein hoher INR einem niedrigen Quickwert entspricht und umgekehrt.

Die Wirkung dieser Medikamente hält 5–7 Tage an. Ist eine schnellere Normalisierung der Blutgerinnung nötig, etwa im Falle einer Notoperation, können Vitamin K (Wirkungseintritt nach 1–3 Tagen) oder Blutgerinnungsfaktoren (PPSB = Blutprodukt mit Gerinnungsfaktoren) mit sofortiger Wirkung verabreicht werden.

Unter dem Namen (bzw. der Abkürzung) NOAK (=neue orale Antikoagulantien) wird eine relativ neue Gruppe von Medikamenten zur Blutverdünnung verstanden, die als Konkurrenten der alten Antikoagulantien (Marcumar und Warfarin) zunehmend den „Markt" erobern und auch schon jetzt das Heparin (s. u.) bei manchen Indikationen ersetzen. Sie haben Vorteile (Tablettenform, keine individuelle Dosisanpassung, keine Therapiekontrolle), aber auch Nachteile. Dazu gehört unter anderem, dass (noch) kein spezifisches Gegenmittel zur sofortigen Beendigung ihrer Wirkung vorhanden ist. Im Notfall kann allerdings versucht werden, mit Gabe von Blutplasma und Blutgerinnungsfaktoren die Blutgerinnung zu stabilisieren. Außerdem ist das Ausmaß der Beeinträchtigung der Blutgerinnung durch die NOAK nicht leicht zu beurteilen, es gibt bisher keine gängigen Messmethoden.

Derzeit sind diese Medikamente noch relativ teuer (Tagestherapiekosten NOAK über 4 €, Marcumar unter 50 Cent). Das ändert sich aber vermutlich dann, wenn der Patentschutz der Originalpräparate nach 10–15 Jahren abgelaufen ist und Nachahmerpräparate (sogenannte Generika) auf den Markt kommen dürfen. Da für Generika keine Forschungskosten anfallen und die Entwicklungskosten relativ gering sind, können diese Präparate bei Nachweis einer gleichartigen Wirksamkeit deutlich billiger angeboten werden. Das führt dann oft auch zu einem Preisnachlass bei den Originalpräparaten. NOAK sind sukzessive ab 2008 zugelassen worden, so dass teilweise noch für einige Jahre Patentschutz besteht.

Die bekanntesten NOAK sind Apixaban (Handelsname Eliquis), Dabigatran (Handelsname Pradaxa), Edoxaban (Handelsname Lixiana) und Rivaroxaban (Handelsname Xarelto). Bei NOAK-Einnahme kommt es zu einem raschen Eintritt der Wirkung, die dann für 24–48 Stunden anhalten kann (Dellas 2014).

Schätzungen zufolge müssen in Deutschland jährlich ca. 200.000 Menschen operiert werden, die Antikoagulantien einnehmen (Lock et al. 2018). Bei diesen Patienten muss das eingriffsspezifische Blutungsrisiko gegen das Risiko, eine Thrombose oder Embolie zu erleiden, unter Berücksichtigung weiterer Faktoren wie Patientenalter und Nierenfunktion individuell abgewogen werden. Besteht bei einem kleinen Eingriff nachweislich kein erhöhtes Blutungsrisiko (z. B. diagnostische Endoskopie), kann die Maßnahmen unter laufender Therapie durchgeführt werden.

Eingriffe mit höherem Blutungsrisiko können so nicht stattfinden. Hier sollte zunächst die Veranlassung für die Blutverdünnung überprüft werden. Nicht selten erhalten Patienten nach Thrombosen oder Herzrhythmusstörungen längerfristig eine Blutverdünnung, obwohl dazu keine gesicherte Veranlassung besteht (Lock et al. 2018). In diesen Fällen sollte die Blutverdünnung beendet und der Eingriff nach dem Abklingen ihrer Wirkung (s. o.) durchgeführt werden.

Ist eine Blutverdünnung unverzichtbar, muss eine Überbrückung (sog. Bridging) mit dem gut steuerbaren Heparin (s. u.) erfolgen. Dazu wird bei Marcumar und Wafarin etwa 1 Woche benötigt, bei den NOAK 1–2 Tage. Aufgrund ihrer besseren Steuerbarkeit kann bei NOAK in vielen Fällen auch auf ein Bridging verzichtet werden (Lock et al. 2018). Sind nach der Operation keine Komplikationen zu befürchten, insbesondere weitere operative Maßnahmen ausgeschlossen, kann frühzeitig wieder mit der Gabe von Marcumar oder NOAK begonnen werden. Bei Marcumar-Therapie muss allerdings bis zum Eintreten der therapeutischen Wirkung (ungefähr nach 7 Tagen) gleichzeitig Heparin verabreicht werden. Bei NOAK ist das wegen des schnellen Wirkungseintritts nicht erforderlich. Bei Komplikationen oder drohenden weiteren Eingriffen wird die Heparin-Therapie so lange fortgesetzt, bis bei stabilen Verhältnissen auf Marcumar oder NOAK umgestellt werden kann.

Heparin ist das älteste medizinisch benutzte Blutverdünnungsmittel. Da es im Magen-Darm-Trakt nicht resorbiert wird, muss es grundsätzlich unter die Haut oder in die Venen gespritzt werden. Es wird am häufigsten zur Thromboseprophylaxe eingesetzt. Seine Wirkung setzt kurz nach der Verabreichung ein. Mit einem einfachen Labortest (partielle Thromboplastinzeit-PTT) lässt sich schnell und einfach die Wirkungsstärke testen. Früher stand nur unfraktioniertes Heparin zur Verfügung, dessen Wirkung etwa 8 Stunden anhält. Es musste deshalb im Rahmen der Thromboseprophylaxe dreimal täglich verabreicht werden. Heute werden überwiegend niedermolekulare Heparine verwendet, die etwa 24 Stunden wirksam sind und somit nur einmal am Tag gespritzt werden müssen. Außer im Rahmen der Thromboseprophylaxe bei Operationen kommt Heparin bei einer Vielzahl anderer Indikationen zum Einsatz und kann fast alle anderen Blutverdünner ersetzen, nur nicht die Wirkung der Thrombozyten-Aggregationshemmer bei einliegenden Koronarstents (s. o.).

Aufgrund des schnellen Wirkungseintritts und der kurzen Wirkdauer lässt sich mit Heparin eine Blutverdünnung besser als mit jedem anderen Medikament steuern. So ist die Wirkung bis unmittelbar vor dem Eingriff aufrecht zu erhalten, dann für den Zeitraum der Operation und damit der Blutungsgefahr ausgesetzt, um durch erneute Gabe nach dem Eingriff kurzfristig wieder einzusetzen. Der Zeitraum ohne den schützenden blutverdünnenden Effekt kann auf das Minimum des exakten Zeitraums der Operation reduziert werden. Außerdem gibt es mit dem Protamin ein Gegenmittel, das die Wirkung von Heparin aufheben kann. Es wird daher auch zum Ersatz anderer Blutverdünner vor und nach operativen Eingriffen (Bridging, s. o.) eingesetzt, wenn eine durchgehende Blutverdünnung nötig ist.

Unter einer Heparintherapie kann es in seltenen Fällen zu einer schweren allergischen Reaktion kommen mit starkem Abfall der Blutplättchenzahl und weiteren Gerinnungsstörungen (HIT = **h**eparin**i**nduzierte **T**hrombozytopenie), die ein sofortiges Absetzen des Heparins erfordern. Eine derartige Reaktion tritt üblicherweise zwischen dem 5. und 21. Tag der Heparingabe auf. Um sie gegebenenfalls rechtzeitig zu erkennen, sollten bei Verabreichung von unfraktioniertem Heparin ein- bis zweimal wöchentlich Blutbildkontrollen erfolgen. Bei Anwendung von niedermolekularem Heparin wird diesbezüglich keine generelle Empfehlung mehr gegeben (AWMF 2015a).

Antworten:

Zur Vermeidung von Thrombosen und Embolien muss das Blut bei Verengungen von Blutgefäßen und Störungen des normalen Blutflusses verdünnt werden.

Die verschiedenen Möglichkeiten zur Blutverdünnung werden gezielt in Abhängigkeit von der speziellen Indikation sowie dem jeweiligen Zustand und der individuellen Situation eines Patienten eingesetzt.

Ob bei einer bestehenden Blutverdünnung operiert werden kann, hängt von der Art des Eingriffs unter Abwägung der mit einem Verzicht auf die Blutverdünnung verbundenen Risiken ab. Oft muss für eine Operation die Methode der Blutverdünnung geändert werden, um sowohl das Blutungsrisiko als auch die Gefahr der Ausbildung von Blutgerinnseln so gut wie möglich zu reduzieren.

3.3 Blutübertragung

Fragen:

Wann ist eine Blutübertragung erforderlich?
Wie gefährlich ist eine Blutübertragung? Kann ich mich dabei mit AIDS oder Hepatitis infizieren?
Was wird zur Vermeidung von Komplikationen einer Transfusion getan?
Gibt es Möglichkeiten, eine Blutübertragung zu vermeiden?

Bluttransfusionen sind lebensrettend, aber nicht ganz ungefährlich. Dementsprechend muss die Indikation zur Übertragung von Blut kritisch gestellt werden und der Patient muss dazu nach entsprechender Aufklärung über die Risiken einwilligen. Während früher Vollblut ohne Aufspaltung in seine einzelnen Bestandteile transfundiert wurde, werden heute nur noch Konzentrate der Einzelkomponenten übertragen. In Deutschland werden jährlich grob geschätzt etwa 5,5 Millionen Übertragungen von Blut oder Blutbestandteilen vorgenommen. Vermutlich benötigt jeder dritte Mensch mindestens einmal im Leben Blutprodukte (Müller et al. 2015; PEI 2017).

Am häufigsten werden rote Blutkörperchen (Erythrozytenkonzentrate) verabreicht, die Sauerstoffträger des Blutes. Ihre Transfusion ist dann angezeigt, wenn bei einer Operation oder einer akuten Blutung soviel Blut verlorengegangen ist, dass der Gehalt des Blutes an Hämoglobin (Blutfarbstoff, der in den roten Blutkörperchen den Sauerstoff bindet) nur noch ca. 40 % (6 g/dl) des Normwertes (Frauen: 12–16 g/dl; Männer 13,5–17,5 g/dl) beträgt (BÄK 2014; Kretz et al. 2016a). Wird dieser Wert unterschritten, kann es besonders an Herz und Gehirn zu Schäden aufgrund einer mangelhaften Sauerstoffversorgung kommen. In bestimmten Situationen, beispielsweise bei vorbestehender Herzkrankheit, kann eine Erythrozytentransfusion auch schon bei einem geringeren Blutverlust und noch höherem Hämoglobinwert nötig sein.

Andere häufig transfundierte Blutbestandteile sind die für die Blutgerinnung wichtigen Blutplättchen (Thrombozyten) und das Blutplasma. Ihre Verabreichung kann dann erforderlich sein, wenn vor oder bei einer Operation die Blutplättchenanzahl auf ca. 30 % der Norm abgefallen ist oder eine Beeinträchtigung der Blutgerinnung beispielsweise aufgrund der Einnahm von Blutverdünnern (Abschn. 3.2) besteht (BÄK 2017a).

Das Transfusionsgesetz von 1998 regelt in Deutschland den Umgang mit Blutprodukten und deren Anwendung am Menschen bei Blutübertragungen (BRD 2017c). Das Gesetz ist Folge der Tatsache, dass in den 1980er- Jahren ca. 1500 Menschen bei Transfusionen mit dem HI-Virus, dem Erreger von AIDS, infiziert wurden. Heute ist das Risiko einer HIV-Infektion dank sorgfältiger Spenderauswahl und moderner Testverfahren sehr gering. So wird über 6 Fälle einer transfusionsbedingte Infektion mit dem Virus zwischen 1997 und 2015 berichtet, die alle vor 2011 aufgetreten sind (PEI 2017). Im gleichen Zeitraum wurden 24 Infektionen mit Hepatitis B, 23 davon vor 2011, sowie 20 Übertragungen von Hepatitis C, alle vor 2011 festgestellt (PEI 2017). Das heißt in den Jahren 2011 bis 2015 wurde lediglich 1 Übertragung des Hepatitis-B-Virus durch eine Bluttransfusion nachgewiesen. In diesem Zeitraum wurden vermutlich über 16 Millionen Butübertragungen durchgeführt. Deutlich größer ist die Ansteckungsgefahr mit dem Zytomegalie- oder Eppstein-Barr-Virus, was unter Immunsuppression Probleme bereiten kann, bei Menschen mit einem normal funktionierenden Immunsystem aber kaum ein Problem darstellt.

Gegenüber dem geringen Infektionsrisiko ist die Gefahr gravierender Transfusionszwischenfälle deutlich höher (BÄK 2017a; PEI 2017). In Deutschland werden jährlich 300 bis 400 derartige Ereignisse gemeldet (1 Fall pro 12.500 Transfusionen), von denen 5 bis 10 Fälle tödlich verlaufen, also 1–2 Fälle pro 1 Million Transfusionen (PEI 2017). Dabei wird zwischen der Transfusionsreaktion vom Sofort-Typ und dem verzögerten Typ unterschieden.

Am häufigsten sind die Reaktionen vom *Sofort-Typ* einschließlich der Fehltransfusionen (ca. 20 Fälle pro Jahr) (PEI 2017). Ursache kann eine Vertauschung von Blutkonserven sein, so dass das übertragene Blut nicht mit dem Blut des Empfängers verträglich (kompatibel) ist. Dabei spielen das AB-0-Blutgruppensystem und der Rhesus-Faktor eine große Rolle.

Es werden 4 Blutgruppen (A, B, AB, 0) unterschieden. Damit wird das Vorhandensein oder Fehlen von bestimmten Eiweißkörpern (Antigenen) an den roten Blutkörperchen beschrieben. Bei Blutgruppe A sind Antigene vom Typ A vorhanden, bei Blutgruppe B vom Typ B, bei Blutgruppe AB sind beide Antigene (A und B) vorhanden, bei Blutgruppe 0 sind keine Antigene vorhanden. Gegen die jeweils nicht vorhandenen Antigene bildet der Körper Abwehrstoffe (Antikörper). Also Gruppe A bildet Antikörper gegen B und Gruppe B gegen A. Blutgruppe AB bildet keine Antikörper und Gruppe 0 Antikörper gegen A und B. Treffen Antigene und Antikörper einer Sorte aufeinander, also etwa Antigen A und Antikörper A, kann es zur Zerstörung der Blutkörperchen (Hämolyse) mit nachfolgendem schweren Kreislaufschock, völligem Zusammenbruch der Blutgerinnung und Organschäden (z. B. Nierenversagen) kommen.

Bei Vollblutübertragungen darf daher nur gruppengleiches Blut transfundiert werden, da sowohl Antigen-behaftete Erythrozyten als auch Antikörper übertragen werden. Auch bei der Transfusion von Einzelkomponenten des Blutes (Erythrozyten, Thrombozyten, Blutplasma) sollte am besten nur blutgruppengleiches Material benutzt werden, denn die Trennung der Bestandteile gelingt nie absolut vollständig (BÄK 2017a). In Ausnahmesituationen bestehen hier jedoch weitere Möglichkeiten. Beispielsweise können Menschen mit Blutgruppe AB (in Deutschland 5 % der Bevölkerung) neben den blutgruppengleichen auch rote Blutkörperchen bzw. Thrombozyten der anderen Blutgruppen erhalten, denn sie bilden selber keine Antikörper. Rote Blutkörperchen bzw. Thrombozyten der Gruppe AB dürfen ihrerseits aber nur auf Menschen mit gleicher Gruppe, also AB, transfundiert werden, weil die anderen Gruppen Antikörper bilden, die die übertragenen Blutkörperchen zerstören würden. Erythrozyten und Thrombozyten der Blutgruppe 0 (Anteil ca. 40 %) können auf alle Gruppen übertragen werden, Menschen mit dieser Gruppe dürfen aber nur gruppengleiches Blut (Gruppe 0) erhalten.

Bei der Verabreichung von Blutplasma sind die Verhältnisse genau umgekehrt. Hier gilt Gruppe 0 als Universalempfänger (kann Plasma aller Blutgruppen erhalten), Gruppe AB als Universalspender (kann auf alle Gruppen übertragen werden).

Auch das Vorhandensein oder Fehlen des sogenannten Rhesus-Faktors (auch ein Eiweißstoff) muss bei Blutübertragungen berücksichtigt werden. Die überwiegende Mehrzahl der Menschen ist Rhesus positiv (ca. 85 %). Die Problematik tritt in der Regel nicht bei der Ersttransfusion von Rhesuspositivem Blut an Rhesus-negative Menschen auf, sondern bei weiteren Bluttransfusionen oder wenn Rhesus-negative Menschen im Vorfeld bereits Kontakt (z. B. im Rahmen von Verletzungen) mit Rhesus positivem Blut hatten. Das kann auch bei Schwangerschaften zu Problemen führen.

Neben einer Blutgruppenunverträglichkeit gibt es andere allergische Reaktionen vom Sofort-Typ, die meist milder verlaufen mit Symptomen wie Juckreiz, Fieber und Übelkeit, aber auch lebensbedrohliche Ausmaße (s. o.) annehmen können.

Die Transfusionsreaktion vom *verzögerten Typ* kann innerhalb von 14 Tagen oder noch später nach einer Bluttransfusion auftreten. Dabei kommt es zur „Reaktivierung" von Antikörpern (beim Transfusionsempfänger), was durch eine vorhergehende Transfusion möglich geworden sein kann. Das Risiko dieser unter Umständen tödlichen Komplikation wird auf 1 pro 2 Millionen transfundierte Bluteinheiten geschätzt (BÄK 2014; PEI 2017). Hat ein Mensch im Vorfeld schon einmal eine Bluttransfusion erhalten, sollte das bei einer neuerlichen Blutübertragung dem verantwortlichen Arzt unbedingt mitgeteilt werden. Unter Umständen sind besondere Antikörpersuchtests erforderlich. Selbstverständlich muss dem Arzt auch mitgeteilt werden, wenn besondere Antikörper im Vorfeld bereits festgestellt wurden.

Die Krankheitssymptome einer Transfusionsreaktion sind sehr unterschiedlich. Sollten kurz nach Beginn oder während einer Blutübertragung Fieber, Übelkeit, Schweißausbruch oder Kreislaufprobleme auftreten, ist die Blutgabe sofort abzubrechen und es müssen unverzüglich verschiedene Untersuchungen und Sicherheitsmaßnahmen eingeleitet werden. Bei einer verzögerten Reaktion kommt es meistens zu einem Temperaturanstieg, Blutarmut und weiteren Krankheitszeichen. Alle Transfusionsreaktionen müssen sehr ernst genommen werden und bedürfen einer sofortigen ärztlichen Kontrolle. Es besteht eine Meldepflicht aller gravierenden Ereignisse, Reaktionen und Nebenwirkungen, die im Zusammenhang mit der Verabreichung von Blutprodukten auftreten (BÄK 2017a; BRD 2017c).

Es gibt verschiedene Möglichkeit zur Vermeidung einer Fremdbluttransfusion. Am besten ist eine blutsparende Operationstechnik. Größere Blutverluste sind aber nicht immer zu vermeiden. Dann bestehen prinzipiell 3 Möglichkeiten, die allerdings nur unter bestimmten Voraussetzungen angewendet werden können:

Bei der *Eigenblutspende* wird dem Patienten im Falle einer planbaren Operation vor dem Eingriff ein- oder zweimal 500 ml Blut entnommen, das wie andere Blutspenden behandelt wird und am Operationstag zur Rücktransfusion zur Verfügung steht. Diese Methode ist immer dann zu erwägen und einem Patienten auch im Zusammenhang mit der Risikoaufklärung einer eventuellen Fremdbluttransfusion vorzustellen, wenn bei einem planbaren Eingriff mit einer Transfusionswahrscheinlichkeit von mindestens 10 % zu rechnen ist und der Zustand des Patienten die Blutentnahme zulässt (BÄK 2017a). Die Eigenblutspende muss so rechtzeitig erfolgen, dass von einer „Nachproduktion" des Blutes durch den Körper bis zur Operation auszugehen ist. Dabei ist zu bedenken, dass Blutkonserven nur ca. 30 Tage haltbar sind (Müller et al. 2015). Auch die Eigenblutspende ist nicht völlig gefahrlos, wenngleich Infektionen und allergische Reaktionen nahezu ausgeschlossen sind.

Die *maschinelle Autotransfusion* kann bei Operationen mit einem vorhersehbaren hohen Blutverlust eingesetzt werden. Dabei wird das Blut aus dem Operationsgebiet mithilfe einer speziellen Apparatur (Cell-Safer) aufgefangen und aufbereitet, um dann dem Patienten zeitnah wieder zurücktransfundiert zu werden. Das Verfahren darf nicht bei Eingriffen in mit Keimen besiedeltem Gewebe durchgeführt werden, um keine Verschleppung von Bakterien zu riskieren. Da das Verfahren eine gewisse apparative Ausstattung erfordert, steht es nicht überall zur Verfügung.

Daneben gibt es noch die *Akute Normovolämische Hämodilution* (ANH). Dabei wird dem Patienten unmittelbar vor dem Beginn der Operation bis zu 30 % seines Blutes entnommen und durch Infusionslösung ersetzt. Während des Eingriffs geht dann verdünntes Blut verloren. Am Ende der Operation wird das zuvor entnommene und in jeder Hinsicht noch vollwertige Blut zurücktransfundiert.

Insgesamt kommen diese fremdblutsparenden Methoden eher selten zum Einsatz. Patienten sollten bei anstehenden größeren Operationen Operateur und Narkosearzt nach den Möglichkeiten einer Anwendung fragen. Bei Krebsoperationen werden die Verfahren normalerweise nicht eingesetzt.

Im Zusammenhang mit Bluttransfusionen ist auch zu berücksichtigen, dass die Glaubensgemeinschaft der Zeugen Jehovas jede Form der Blutübertragung ablehnt. Dem ist dann auch bei der Planung und Indikationsstellung von Operationen bei deren Mitgliedern Rechnung zu tragen. Selbst die sogenannte Eigenblutspende kommt für Zeugen Jehovas nicht in Betracht, da grundsätzlich Blut, das einmal den Körper verlassen hat, nicht wieder zurückgeführt werden darf. Allerdings wird die maschinelle Autotransfusion manchmal akzeptiert (Müller et al. 2015).

Um sicherzustellen, dass nur „gesundes" Blut übertragen wird, das – soweit überprüfbar – frei von jeglichem Risiko einer Krankheitsübertragung ist, bestehen sehr hohe Anforderungen an den Gesundheitszustand des Spenders und seinen Lebensstil. Außerdem wird sein Blut vor der Freigabe zur Transfusion genauestens untersucht, einschließlich einer umfassenden Analyse zum Ausschluss einer eventuell bestehenden Infektionskrankheit. Krebspatienten oder Menschen mit einem erhöhten Risiko für sexuell übertragbare Krankheiten sind genauso von der Blutspende ausgeschlossen wie solche, die bestimmte Infektionskrankheiten durchgemacht haben. Einzelheiten sind der Richtlinie der Bundesärztekammer zu entnehmen (BÄK 2017a).

Zum Ausschluss von Unverträglichkeitsreaktionen müssen vor jeder Blutübertragung sowohl im Spenderblut als auch dem des Empfängers neben der Blutgruppenbestimmung weitere Untersuchungen durchgeführt werden. Bei der sogenannten Kreuzprobe werden unter verschiedenen Bedingungen kleine Mengen von Vollblut und Blutbestandteilen von Spender und Empfänger vermischt. Treten dabei unnatürliche Reaktionen auf, ist von einer Unverträglichkeit auszugehen und das Blut darf im konkreten Fall nicht transfundiert werden.

Da Verwechslungen häufiger sind als Fehlbestimmungen, bestehen zusätzlich eindeutige Vorgaben zur Identitätssicherung. Dazugehört die Überprüfung der vollständigen und korrekten Beschriftung der Blutkonserve und deren Übereinstimmung mit den Begleitdokumenten sowie die Kontrolle ihrer Unversehrtheit. Zusätzlich muss unmittelbar vor der Transfusion durch den Arzt noch einmal die Blutgruppe des Empfängers im AB0-System überprüft werden (sog. Bedside-Test), um auszuschließen, dass das Patientenblut vor der Untersuchung vertauscht wurde. Viele Ärzte kontrollieren dabei auch noch einmal das Konservenblut, obwohl sie sich grundsätzlich auf die Angaben auf der Blutkonserve verlassen können, sofern diese vollständig sind (BÄK 2017a). Die u. U. für Patienten lästigen Blutentnahmen für den Test dienen also nur ihrer eigenen Sicherheit und sollten ggf. sogar eingefordert werden.

Antworten:

Eine Blutübertragung ist dann erforderlich, wenn während einer Operation oder bei einer akuten Blutung die Blutmenge im Körper auf unter 40 % des Normwertes abgefallen ist. Bei bestimmten Krankheiten muss auch schon bei einem geringeren Blutverlust transfundiert werden.

Bluttransfusionen sind heute sehr sicher. Das Risiko einer Infektion mit AIDS oder Hepatitis ist aufgrund einer sehr sorgfältigen Spenderauswahl und umfassenden Untersuchungen des Spenderbluts fast zu vernachlässigen. Viel häufiger, aber auch noch selten, sind schwerwiegende Transfusionsreaktionen aufgrund von Unverträglichkeiten zwischen Spender- und Empfängerblut und allergischen Reaktionen.

Abgesehen von Spenderauswahl und Spenderblutanalyse sind umfangreiche Maßnahmen vorgeschrieben, um Transfusionszwischenfälle oder Blutverwechslungen auszuschließen. Dazu gehört auch eine nochmalige Bestimmung der Blutgruppe am Krankenbett unmittelbar vor der Transfusion.

Die beste Methode zur Vermeidung einer Bluttransfusion ist eine Blutverwechslungen Operationstechnik. Allerdings lässt sich nicht immer ein größerer Blutverlust vermeiden, und bei manchen Patienten besteht schon vor dem Eingriff eine mehr oder weniger ausgeprägte Blutarmut. Verschiedene Methoden können dazu beitragen, eine Fremdblutübertragung zu vermeiden. Sie werden aber nur selten eingesetzt.

3.4 Problemkeime (MRSA etc.)

Fragen:

Was sind Problemkeime und warum sind sie gefährlich?
Was wird zur Bekämpfung der Problemkeime getan?
Wie kann ich mich vor Problemkeimen schützen?

Verschiedenartige Mikroorganismen (Parasiten, Pilze, Bakterien) oder Partikel (Viren) können in den menschlichen Körper eindringen und hier unter Umständen schwere Schäden anrichten, die sogenannten Infektionskrankheiten.

Übliche parasitäre Infektionen (z. B. Malaria) sind (noch) relativ gut mit speziellen Medikamenten zu behandeln, aber auch hier entstehen zunehmend Resistenzen. Pilzinfektionen können hartnäckig und schwer zu therapieren sein, insbesondere wenn sie einen Organismus mit geschwächtem Immunsystem treffen. Auch hier können Medikamente eingesetzt werden, manchmal muss ein solcher Infektionsherd aber auch herausoperiert werden. Schwerwiegende Infektionskrankheiten durch Parasiten und Pilze sind bei uns nicht sehr häufig und stellen hier eher selten ein größeres medizinisches Problem dar.

Dagegen spielen die Virusinfektionen eine wesentlich größere Rolle. Viren werden nicht zu den Lebewesen im eigentlichen Sinne gezählt, denn sie haben keinen selbstständigen Stoffwechsel. Ihre Gefahr besteht darin, dass diese im Wesentlichen aus Erbsubstanz (DNA) bestehenden Teilchen in Zellen eindringen und sich dort stark vermehren (z. B. Noro-Virus). Dadurch werden die betroffenen Zellen bis hin zum Absterben geschädigt. Viren können vom Organismus mit eigenen Abwehrmechanismen, mit durch Impfungen aufgebauten oder von außen zugeführten Abwehrstoffen (Immunglobuline) bekämpft werden. Medikamente helfen hier eher selten (Ausnahmen: Herpesvirus, HIV, Hepatitis). Antibiotika wirken gegen Viren nicht.

Infektionen im Bereich der operativen Medizin werden meistens durch Bakterien verursacht. Diese einzelligen Lebewesen besitzen im Gegensatz zu normalen Körperzellen keinen eigentlichen Zellkern. Es gibt unzählige verschiedene Arten. Aufgrund ihrer äußeren Form werden Kugelbakterien (Kokken) und Stäbchenbakterien (Bazillen) unterschieden. Eine weitere Differenzierung ermöglicht die Gramfärbung (Hans Christian Gram, dänischer Pathologe 1853–1938). Je nach Dicke und Beschaffenheit der Zellwand kommt es dabei zu einer positiven (grampositive Kokken und Stäbchen) oder einer negativen Farbreaktion (gramnegative Kokken und Stäbchen). Die Gramfärbung ist der wichtigste Test zur genauen Identifizierung der verschiedenen Bakterienstämme. Das ist die Voraussetzung für einen gezielten Einsatz der verschiedenen Antibiotika, die auf unterschiedliche Weise auf die Mikroorganismen einwirken und somit bei den verschiedenen Formen unterschiedlich wirksam sind.

Wird eine solche Typisierung durchgeführt, kombiniert man das normalerweise mit einer Austestung der Wirksamkeit verschiedener Antibiotika, denn gleichartige Bakterien können Untergruppen (Bakterienstämme) mit unterschiedlicher Widerstandskraft (Resistenz) gegen einzelne Antibiotika entwickeln. Beispielsweise gibt es „gewöhnliche" und mehrfachresistente **Sta**phylokokken (s. u.). Bei einer derartigen Testung wird das Wachstumsverhalten der Bakterien unter dem Einfluss verschiedener Antibiotika untersucht. Das dauert Stunden bis Tage. Dieser Zeitraum kann bei einer schweren Infektion nicht abgewartet werden. Dann wird – genauso wie bei Krankheiten, die keine Materialgewinnung zur Bakterientypisierung zulassen (z. B. Divertikulitis, eine spezielle Form von Dickdarmentzündung) – ein Antibiotikum mit breitem Wirkspektrum eingesetzt, bei dem man aufgrund von Erfahrungswerten mit großer Wahrscheinlichkeit von einer Wirksamkeit auch in der speziellen Situation ausgehen kann. Wird das durch die Resistenztestung nicht bestätigt oder zeigt sich im weiteren Verlauf keine Besserung der Infektionskrankheit, muss das Antibiotikum gewechselt werden. Um der Entwicklung von Resistenzen entgegenzuwirken, sollte ein unnötiger oder falscher Einsatz aller Antibiotika unbedingt vermieden werden.

Bakterien sind in der Natur überall vorhanden, am Nordpol genauso wie in der Sahara. Alle Lebewesen sind regelhaft mit derartigen Mikroorganismen behaftet. Bakterien sind etwa 1 tausendstel (10^{-3}) Millimeter groß und wiegen 1 billionstel (10^{-12}) Gramm (Schwarzkopf 2013). Ähnlich wie Viren können sich auch Bakterien rapide vermehren und Gewebe oder Organe durch die Absonderung bestimmter Giftstoffe (Toxin) schwer schädigen. Antibiotika greifen in der Regel in die Zellteilung der Bakterien ein und hemmen so ihr Wachstum oder töten sie ab. Desinfektionsmittel zählen nicht zu den Antibiotika im eigentlichen Sinn. Sie töten Bakterien ab, können aber wegen ihrer Nebenwirkungen nicht eingenommen oder ins Blut verabreicht werden und so an den Infektionsherd im infizierten Körper gelangen. Sie können aber zur Beseitigung von Bakterien auf der Haut (z. B. bei der Händedesinfektion) benutzt werden.

Der Kontakt mit Bakterien löst nicht zwangsläufig eine Krankheit aus. Wenn Bakterien im oder auf dem Körper leben, aber keine Krankheitssymptome auslösen, spricht man von einer Besiedlung. So befinden sich immer Bakterien auf der Haut, den Schleimhäuten und im Darm und können hier sogar nützlich sein. Die Gesamtmasse der Bakterien im und am menschlichen Körper wird auf ca. 700 g geschätzt (Schwarzkopf 2013). Gelangen diese an sich unproblematischen Bakterien etwa im Rahmen von Operationen, Punktionen, entlang einliegender Katheter, bei Darmverletzungen oder offenen Knochenbrüchen an Orte im Innern des Körpers, an denen sie normalerweise „nichts verloren haben", lösen sie hier eitrige Entzündungen aus. Diese werden dann in der Regel durch eine Kombination von operativen Maßnahmen (Eiterentfernungen, Anlage von Saug-Spül-Systemen etc.) und/oder die Verabreichung von Antibiotika behandelt.

Auch die Problemkeime, insbesondere MRSA (***Methicillin*-R**esistenter-**S**taphylococcus-**A**ureus, oft auch nicht ganz korrekt als *Multi*-Resistenter-Staphylokokkus-Aureus bezeichnet, was aber unerheblich ist, da es sich tatsächlich um eine Mehrfachresistenz handelt), können problemlos beispielsweise im Nase-/Rachenraum angesiedelt sein, ohne Krankheitssymptome auszulösen. Deshalb werden sie aber leicht, auch vom Betroffenen selbst, im/am Körper verteilt und gelangen dadurch in offene Wunden. Die besondere Problematik besteht darin, dass Infektionskrankheiten durch diese Bakterien kaum oder gar nicht mit Antibiotika behandelt werden können, weil diese Keime dagegen resistent und somit die Medikamente wirkungslos sind.

Neben dem MRSA haben sich in den letzten 25 Jahren noch andere Bakterienstämme eine Resistenz gegen verschiedene Antibiotika angeeignet. Dazu gehören bestimmte grampositive Enterokokken und verschiedene gramnegative Enterobakterien (Stäbchen). Der Name leitet sich vom griechischen Wort „enteron" (= Darm) ab und weist darauf hin, dass diese Bakterien zur normalen Darmbesiedlung gehören. Sie kommen aber auch überall in der Umwelt vor. Bei beiden Arten sind grundsätzlich nicht viele Antibiotika wirksam, so dass die zunehmende Resistenzentwicklung die Therapiemöglichkeiten dramatisch einschränkt. Die Resistenz der Enterokokken gegenüber dem Reserveantibiotikum Vancomycin (VRE = **V**ancomycin **R**esistente **E**nterokokken) ist durch die Gabe von Antibiotika in der Tiermast entstanden (Schwarzkopf 2013). Die problematischen Enterobakterien sind entweder resistent gegen drei (3MRGN) oder sogar alle vier (4MRGN) existierenden Antibiotikagruppen.

Harnwegsinfektionen, Lungenentzündungen, Wundinfektionen, Sepsis (Blutvergiftung durch Bakterien bzw. deren Giftstoffe mit komplexer, den ganzen Körper betreffender Reaktion), Infektionen und Abszesse bei einliegenden Implantaten, Venen- und Urinkathetern sowie Bauchfell- und Hirnhautentzündungen sind typische, durch die genannten Bakterien ausgelöste Infektionskrankheiten. Nicht nur die „Problemkeime" sondern auch die anderen Erreger können schwerwiegende (und tödliche) Infektionen verursachen, besonders bei Menschen mit geschwächter Immunabwehr. Stehen wirksame Antibiotika zur Verfügung, sind die Heilungschancen aber deutlich besser.

In dem staatlich geführten Gesundheitswesen der Niederlande hat man schon früh nicht nur die medizinische Brisanz der zunehmenden Entwicklung von Antibiotikaresistenzen erkannt, sondern auch die enormen Kosten. Deshalb wurden hier sehr frühzeitig flächendeckende Gegenmaßnahmen ergriffen, so dass unser westlicher Nachbar noch heute vieler Orts als Musterbeispiel für eine besonders effektive Bekämpfung des Problems angesehen wird.

Mittlerweile werden auch in Deutschland umfangreiche Gegenmaßnahmen routinemäßig durchgeführt. Dabei konnte von den holländischen Erfahrungen profitiert werden. Viele Institutionen wenden heute nahezu deckungsgleiche Methoden an, so dass auch bei uns das Risiko sinkt, an einem Problemkeim zu erkranken.

Es wurden Risikogruppen zwecks vorsorglicher Sonderbehandlung definiert, die Diagnostik verbessert und beschleunigt, besondere Vorbeuge- und Isolierungsmaßnahmen benannt und schließlich das Problembewusstsein des medizinischen Personals und der gesamten Bevölkerung gesteigert (KRINKO 2012, 2014). Ganz im Mittelpunkt dieser Bemühungen steht besonders die Implementierung und Ausweitung der Händedesinfektion in allen Bereichen, weil alle Problemkeime noch am häufigsten mit den Händen übertragen werden, aber keine Resistenz gegenüber Desinfektionsmitteln besteht (KRINKO 2012, 2014).

In den nächsten Jahren ist nicht mit der Entwicklung neuer, gegen die resistenten Keime wirksamer Antibiotika zu rechnen (Exner et al. 2014). Andererseits ist aber von einer steigenden Anzahl der Keime auszugehen, die gegen die derzeit zur Verfügung stehenden Antibiotika resistent sind. Deshalb sind prophylaktische Maßnahmen entscheidend. Das gilt insbesondere für Krankenhäuser und andere Einrichtungen mit vergleichbarer medizinischer Versorgung und ist durch das Infektionsschutzgesetz (ISG) vorgeschrieben (BRD 2017d).

In Deutschland sind bei regionalen Unterschieden etwa 20 bis 30 % der gesunden Bevölkerung mit Staphylokokken dauerhaft besiedelt, das entspricht etwa 20 Millionen Menschen. Bei ca. 0,5 % dieser Personen handelt es sich um MRSA (KRINKO 2014). In Risikogruppen ist der Anteil der resistenten Keime allerdings deutlich höher. So wurde bei der Krankenhausaufnahme ein positiver MRSA-Befund bei 0,8–3,1 % der Patienten erhoben und bei stationären Patienten betrug die Rate sogar 1,5–3,5 % (KRINKO 2014). In deutschen Alten- und Pflegeeinrichtungen wurde eine Besiedelung der Bewohner mit MRSA bei 1,1–9,2 % festgestellt (KRINKO 2014), in einer Untersuchung aber auch von 45,5 % (RKI 2015). Studien aus anderen Ländern zeigen Werte zwischen 0,0 (Schweden) und 30,7 % (USA) (KRINKO 2014).

Auch bei Nutztieren wird in Deutschland in bis zu 70 % MRSA gefunden. Dementsprechend ist auch bei Landwirten (77–86 %) und Tierärzten (45 %) mit direktem Kontakt zu Nutztieren die Prävalenz hoch (Besiedlung der Nase), und liegt bei deren Familienangehörigen noch bei 5 % (KRINKO 2014).

MRSA wird zu 90 % durch direkten Kontakt (Hände) übertragen, kann aber auch indirekt an Partikel (z. B. Türklinke) gebunden oder über die Luft weitergereicht werden. Hauptreservoire und damit Hauptansteckungsquelle sind besiedelte bzw. infizierte Personen. In Krankenhäusern ist von einer Übertragungshäufigkeit von 1–14 pro 1000 Patiententagen ohne Isolierung und 0,8–9 mit Isoliermaßnahmen auszugehen. Im häuslichen Umfeld wird der Keim von fast jedem 2. MRSA-positiven Menschen auf eine oder mehrere Haushaltskontaktpersonen übertragen, so dass diese in 67 % MRSA-positiv getestet wurden (KRINKO 2014).

Für andere Problemkeime (VRE, MRGN etc.) liegen keine so genauen Zahlen vor. Bekannt ist allerdings, dass auch hier der kontaminierte Mensch bzw. der infizierte Patient für sich und andere das wichtigste Infektionsreservoir darstellt. Anders als bei MRSA können diese Erreger nicht durch Sanierungsmaßnahmen aus dem Körper entfernt werden, da sie überwiegend im

Tab. 3.2 Risikofaktoren für einen Befall mit Problemkeimen

Früherer Problemkeimbefall
Krankenhausbehandlung im zurückliegenden Jahr
Aufenthalt in Regionen mit hohem Erregervorkommen
Regelmäßiger (beruflicher) Kontakt mit den Erregern
Chronische Wunden, einliegender Dauerkatheter
Chronische Pflegebedürftigkeit
Antibiotikatherapie in den letzten 6 Monaten
Diabetes, Dialyse, Immunschwäche, Krebs
Vorhergehende medizinische Behandlung im Ausland(außer Holland und Skandinavien)
Aufenthalt in Flüchtlingsunterkünften oder Altenhilfeeinrichtungen

Darm vorkommen (KRINKO 2012, 2014). Hauptübertragungsweg sind auch hier kontaminierte Hände.

Für die Besiedlung oder eine Infektion mit allen hier beschriebenen mehrfachresistenten Erregern wurden weitgehend gleiche Risikofaktoren beschrieben (Tab. 3.2). Dazu zählen insbesondere ein früherer Kontakt mit den Erregern oder (eventuellen) Erregerträgern, schwerwiegende, konsumierende oder chronische Krankheiten sowie ein schlechter Allgemeinzustand (DGKH 2016; KRINKO 2012, 2014).

Liegen derartige Risikofaktoren vor, wird bei einer Krankenhausaufnahme eine vorsorgliche Untersuchung (Screening) auf eine Besiedlung oder den Befall mit einem oder mehreren dieser Erreger durchgeführt. Das gilt insbesondere für MRSA (Abstrich von Nase/Rachen, ggf. Wunden, Hautläsionen, Kathetereintrittsstellen) und 4 MRGN (Abstrich am After, ggf. auch Wund- und Kathetereintrittsstellen). Bei 3 MRGN ist in der Regel ein Screening nicht sinnvoll (DGKH 2016; KRINKO 2012). Sofern bei einem Patienten ein Screening durchgeführt wird, ist er bis zum Erhalt des Ergebnisses als infiziert anzusehen und somit auch zu isolieren (DGKH 2016; KRINKO 2012, 2014). Wird bei den Untersuchungen keine Besiedlung/Infektion festgestellt, kann die Isolierung aufgehoben werden.

Bei einem MRSA-Nachweis erfolgt unverzüglich die Behandlung mit örtlich anwendbaren Desinfektionsmitteln, Waschungen mit geeigneten Desinfektionsmitteln (Antiseptika) und unter Umständen auch der Einsatz (noch) wirksamer Antibiotika, um den Keimbefall zu beseitigen. Infektionen mit MRGN werden antibiotisch behandelt, ein Sanierungsversuch bei alleiniger Besiedlung ohne Ausbruch einer Infektionskrankheit wird bei diesen Erregern nicht empfohlen (DGKH 2016; KRINKO 2014).

MRSA-Besiedlungen erhöhen das Infektionsrisiko bei einer Operation. Durch eine Keimbeseitigung (Eradikation) kann dieses Risiko reduziert werden. Der Erfolg von solchen Maßnahmen wird langfristig mit etwa 60 % angegeben, 40 % der ursprünglich erfolgreich Behandelten waren bei späteren Nachuntersuchungen wieder MRSA-positiv (KRINKO 2014).

Es gibt in Deutschland viele Gesetze, Regelungen und Handlungsempfehlungen, durch die das Hygienemanagement im Gesundheitswesen geregelt ist (BRD 2017d; DGKH 2016; KRINKO 2012, 2014). Die Umsetzung ist Aufgabe der handelnden Personen und kann z. B. im Operationsbereich vom Patient weder überprüft noch beeinflusst werden. Es gibt aber eine Reihe von Maßnahmen (Standardhygiene), die grundsätzlich bei jedem Patientenkontakt anzuwenden sind (Exner et al. 2014). Ihre Einhaltung kann sehr wohl vom Patienten während einer (stationären) Behandlung beobachtet und auch eingefordert bzw. hinterfragt werden. Obwohl die Mitarbeiter in den Einrichtungen des deutschen Gesundheitswesens hoch motiviert sind, die Vorsorgemaßnahmen einzuhalten, kann es im hektischen Routinebetrieb zu Versäumnissen kommen. Gegebenenfalls sollten die handelnden Personen angesprochen und entsprechend nachgefragt werden. Auch wenn verständlicherweise und bekanntermaßen die Hemmschwelle dazu hoch ist, sollte ein jeder bedenken, dass es hier um das eigene Wohlergehen, aber möglicherweise auch das anderer Patienten geht. Ein fürsorgliches Mitglied des therapeutischen Teams wird sich der Diskussion stellen und die Situation klären bzw. erklären. Kommt eine solche Lösung nicht zustande, kann die nächsthöhere Entscheidungsebene (Vorgesetzter) einbezogen werden. In Tab. 3.3 sind einige Maßnahmen aufgeführt, die beim Umgang mit Problemkeimen unverzichtbar sind. Am wichtigsten ist die Händedesinfektion vor und nach jedem direkten Patientenkontakt.

Patienten mit einem erhöhten Übertragungsrisiko sollten in Einzelzimmern – möglichst mit eigenem Sanitärbereich – untergebracht werden. Auf keinen Fall dürfen in Operationsabteilungen septische Patienten (mit bakterieller Infektion, z. B. offene Wunden, Abszesse) und aseptische Patienten (z. B. vor oder nach Leistenbruchoperationen, Gelenkersatz) in demselben Zimmer liegen.

Tab. 3.3 Standardhygienemaßnahmen bei Problemkeimen (nach 3)

Händedesinfektion vor und nach jedem direkten Patientenkontakt
Tragen von Handschuhen bei allen Arbeiten am Patient
Tragen von Mund-Nasen-Schutz, Kopfbedeckung
Verwendung von Schutz-/Bereichskleidung
Isolierung von Risikopatienten
Adäquate Patientenauswahl bei gemeinsamer Unterbringung

Alle Patienten mit MRSA- oder 4 MRGN-Befall müssen isoliert werden (KRINKO 2012, 2014). Für 3MRGN gilt das nur im Risikobereich (Intensivstation). Beim Besuch infizierter bzw. besiedelter Patienten müssen auch die Besucher – wie das Personal – Schutzkittel, Handschuhe, Mundschutz und Kopfhauben tragen und zur Händedesinfektion vor und nach dem Besuch angehalten werden. Auch wenn diese Maßnahmen für viele Patienten eine zusätzliche Belastung darstellen, sind sie zum Schutz der Allgemeinheit nötig.

Mit Problemkeimen besiedelte Patienten dürfen ihr Isolierzimmer unter bestimmten Voraussetzungen verlassen. Dazu gehört als Grundvoraussetzung das Verständnis für die Situation und die Fähigkeit zur Kooperation, insbesondere zur eigenständigen Durchführung einer Händedesinfektion. Außerdem müssen vorhandene Wunden sicher abgedeckt sein und Infektionsquellen wie Tracheostoma (Luftröhrenschnitt) oder PEG-Sonden (durch die Bauchwand angelegte Ernährungssonden), abgesichert sein und geschlossene Harnableitungssysteme benutzt werden. Darüber hinaus dürfen die Betroffenen nicht in direkten Kontakt mit anderen Patienten treten und nur die Toilette im eigenen Zimmer benutzen (DGKH 2016; KRINKO 2012, 2014).

Nur durch die Einhaltung der geschilderten Maßnahmen kann die Rate der im Krankenhaus erworbenen sogenannten nosokomialen Infektionen insbesondere mit Problemkeimen reduziert werden. Auch die Screening-Untersuchung bei Krankenhausaufnahme (s. o.) ist unter diesem Aspekt zu verstehen. Den medizinischen Einrichtungen dient sie darüber hinaus zur Unterscheidung zwischen mitgebrachten Besiedlungen/Infektionen und im Krankenhaus erworbenen, denn nicht jede im Krankenhaus auffallende Besiedlung/Infektion mit einem Problemkeim ist im Krankenhaus entstanden. Verständlicherweise wird das bei nicht hinreichender Kommunikation von Patienten und deren Angehörigen oft nicht so gesehen.

Bei MRSA dauert der übliche Nachweis (Bakterienkultur) 24–48 Stunden. Schnelltests mit allerdings geringerer Treffsicherheit sind innerhalb weniger Stunden fertig und können (und werden) zur Ableitung von krankenhaushygienischen Konsequenzen herangezogen. Entscheidend ist das Ergebnis der Bakterienkultur, so dass gelegentlich eine Korrektur des Schnelltestergebnisses notwendig wird mit allen dann erforderlichen Konsequenzen (z. B. Isolierung).

Die gemeinsame Unterbringung von 2 oder mehr Patienten, bei denen derselbe Erregertyp nachgewiesen wurde, ist unter Umständen möglich. Das erleichtert die Abläufe in einem Krankenhaus sehr. Auf keinen Fall dürfen aber Patienten mit verschiedenen Problemkeimen zusammen untergebracht sein (KRINKO 2012, 2014).

Antworten:

Problemkeime sind Bakterienstämme mit besonderer Resistenz gegen Antibiotika. Durch sie ausgelöste Infektionskrankheiten sind nur noch mit einzelnen Reserveantibiotika oder gar nicht medikamentös therapierbar.

Problemkeime können für jeden Menschen gefährlich werden, besonders bei Immunschwäche.

Die Verbreitung der Problemkeime ist unbedingt zu verhindern. Dazu dienen zahlreiche Maßnahmen, die teilwiese sogar rechtsverbindlich sind. Besonders wichtig ist die Identifizierung von Keimträgern.

Der beste Schutz vor Problemkeimen ist die regelmäßige Händedesinfektion.

3.5   Behandlungsfehler (sogenannter Kunstfehler)

Fragen:

Wie groß ist die Gefahr, falsch behandelt zu werden?
Was ist zu tun, wenn ich falsch behandelt wurde oder das vermute?

Dank intensiver Bemühungen der Medizinischen Fachgesellschaften und der Gesundheitspolitik mit umfassender Gesetzgebung und der Einrichtung von Institutionen wie dem gemeinsamen Bundesausschuss (GBA) hat die Medizin in Deutschland einen hohen Sicherheitsstandard erreicht und es wird weiter ständig an Verbesserungen gearbeitet. Damit liegt Deutschland im internationalen Vergleich ganz vorne, wenn nicht sogar an der Spitze. Dennoch kommt es auch hier zu vermeidbaren Behandlungsfehlern. Diese sind auch Gegenstand von Presseberichten (z. B. Stern 2014), die manchmal kaum nachvollziehbar sind oder auf zweifelhaften Statements (Geraedts 2014; SVR 2003) beruhen.

Zuverlässige Angaben zum Ausmaß der Problematik finden sich bei der Bundesärztekammer (BÄK) und dem Spitzenverband der gesetzlichen Krankenversicherung (BÄK 2018a; MDS 2018). Demnach wurden im Jahr 2017 vom medizinischen Dienst des Spitzenverbandes (MDS) sowie den Gutachterkommissionen und Schlichtungsstellen der Ärztekammern (GAKs) insgesamt fast 21.000 Behandlungen überprüft. Dabei wurde vom MDS in 24,7 % und von den GAKs in 30,3 % der überprüften Fälle, ein Fehler festgestellt, das heißt insgesamt sind für das Jahr 2017 ca. 5200 Behandlungsfehler festgestellt worden (BÄK 2018a; MDS 2018). Davon entfallen ca. 25 % (n = 1300) auf ambulante Behandlungen und 75 % (n = 3900) auf stationäre (BÄK 2018a). Dazu kommen die direkt von Gerichten entschiedenen Fälle, über die keine statistischen Angaben zu finden sind und eine (vermutete) Dunkelziffer (Fehler werden nicht bemerkt, vertuscht, nicht weiter verfolgt usw.).

Wird ein Behandlungsfehler festgestellt, so besteht nicht zwangsläufig ein Schadenersatzanspruch. Es muss vielmehr noch vom Patient der Nachweis erbracht werden, dass ein Schaden entstanden ist, und dass dieser Schaden Folge des Behandlungsfehlers ist (kausaler Zusammenhang). Bei vorliegen eines „groben" Behandlungsfehlers (Abschn. 3.2) erfolgt Beweislastumkehr. Sowohl bei den Verfahren des MDS als auch denjenigen der GAKs wird in ca. 20 % der Fälle mit bestätigtem Behandlungsfehler der kausale Zusammenhang verneint (BÄK 2018a; MDS 2018). Das heißt, die Anzahl berechtigter Schadenersatzansprüche reduziert sich gegenüber der oben aufgeführten Summe festgestellter Behandlungsfehler um etwa 1000 auf dann ca. 4200 Fälle.

Im Jahr 2017 gab es in Deutschland über 700 Millionen ambulante Behandlungen mit über 1 Milliarde Arztkontakten und fast 20 Millionen stationäre Behandlungen mit einer durchschnittlichen Verweildauer von 7,3 Tagen (Barmer 2018; Destatis 2018a). Ohne Berücksichtigung der direkten Gerichtsentscheidungen und der nicht abschätzbaren Dunkelziffer ergibt sich somit aufgrund der verfügbaren Daten ein Risiko von 0,02 % (1 Behandlungsfehler bei 5000 Behandlungen) für eine stationäre Fehlbehandlung und von 0,000186 % (1 Behandlungsfehler bei 500.000 Behandlungen) für eine Fehlbehandlung im ambulanten Bereich (BÄK 2018a; MDS 2018; Destatis 2018a).

Die dargestellten Berechnungen sind als grobe Annäherung an das quantitative Ausmaß der Problematik zu sehen und basieren auf validen statistischen Angaben. Insbesondere von Kostenträgerseite wird immer wieder auf eine enorme Dunkelziffer hingewiesen und das teilweise mit jahrzehntelang zurückliegenden Erhebungen in anderen Ländern begründet, die kaum auf unsere Verhältnisse zu übertragen sind (Geraedts 2014; SVR 2003). So kommen Spekulationen über jährlich 19.000 Todesfälle durch Fehlbehandlungen zustande (Geraedts 2014; SVR 2003; Stern 2014). Im Jahr 2017 wurden tatsächlich von MDS und den GAKs zusammen 164 Todesfälle, die auf einen Behandlungsfehler zurückzuführen waren, festgestellt (BÄK 2018a; MDS 2018).

Jede im Verlauf einer medizinischen Behandlung auftretende Komplikation ist eine Belastung für den betroffenen Patient, seine Angehörigen und den behandelnden Arzt. Das gilt ganz besonders für vermeidbare Probleme, die auf eine Fehlbehandlung zurückzuführen sind. Das führt abgesehen von der Verunsicherung eventuell zu einer massiven gesundheitlichen Einschränkung und kann ein schweres menschliches Schicksal zur Folge haben. Aber nicht jede negative Folge einer medizinischen Maßnahme beruht auf deren fehlerhafter Ausführung. Möglicherweise hat sich der Gesundheitszustand insgesamt verschlechtert, oder es hat sich ein typisches Risiko der Behandlung verwirklich (BMG 2018a). Bei einem komplizierten Verlauf ist eine offene, ehrliche und umfangreiche Kommunikation besonders wichtig, damit alle Betroffenen so gut wie möglich nachvollziehen können, warum es dazu gekommen ist. Das wirkt einem eventuellen Vertrauensverlust entgegen, kann beruhigen und sogar Streitereien vermeiden. Leider gibt es diesbezüglich häufig Defizite.

Auch offensichtliche Fehler werden am besten offen, ehrlich, auf Augenhöhe (für Patienten verständlich) und fair mit den Betroffenen und/oder ihren Angehörigen besprochen. Dazu gehört auf beiden Seiten eine gewisse Größe, insbesondere beim Verursacher bzw. demjenigen, der die Verantwortung trägt. Manchmal kann dadurch kurzfristig eine für Patient und Arzt befriedigende Lösung gefunden werden – insbesondere dann, wenn der „Schaden" überschaubar ist und kein nachhaltiges Gesundheitsproblem entstanden ist. Voraussetzung ist die Zustimmung der zuständigen Haftpflichtversicherung.

Wie eine derartig direkte Regulierung zustande kommen kann, zeigt das folgende reale Fallbeispiel:

Bei einer komplexen langdauernden Tumoroperation, an der nacheinander mehrere Operationsteams aus verschiedenen Fachgebieten teilnehmen und auch die instrumentierenden Pflegekräfte mehrmals gewechselt haben, verbleibt ein sogenanntes Bauchtuch im Körper des Patienten. Dabei handelt es sich um ein Stofftuch zum Tamponieren von diffus blutenden Oberflächen, das zusammengedrückt etwa Faustgröße erreicht. Grundsätzlich fallen derartige Fehler in die Zuständigkeit der instrumentierenden (nicht-ärztlichen) Operationsassistenz (Instrumentierende Pflegekraft und sogenannter Springer), denn diese Mitglieder des Operationsteams müssen vor, während und besonders am Ende des Eingriffs die benutzten Instrumente und Textilien (Bauchtücher, Kompressen etc.) zählen, um sicherzustellen, dass alle benutzten Materialien am Ende des Eingriffs vorhanden sind und nichts im Körper des Patienten zurückgeblieben ist. Der verantwortliche Operateur muss dafür sorgen, dass diese Zählkontrolle durchgeführt wird. Er darf und muss sich aber auf das ihm mitgeteilte Ergebnis der Zählkontrolle verlassen können, denn er kann schließlich nicht selber während des Eingriffs zählen. Wird eine Zählkontrolle nicht durchgeführt, trägt der Operateur die Verantwortung für eventuell verbliebene Instrumente und Textilien.

Es ist nicht zu erwarten (und gewöhnlich auch nicht hilfreich), dass der Mitarbeiter, der falsch gezählt hat, zum Patienten geht und das Problem regelt. Das ist Aufgabe des leitenden Arztes, der sich nicht aus der Verantwortung für das Ganze stehlen darf, sondern mit Umsicht und Größe auf den Patienten zugehen sollte – auch um den nachgeordneten Mitarbeiter zu schützen. Unabhängig davon muss demjenigen, der den Fehler verursacht hat, klar und unmissverständlich erklärt werden, welcher Fehler aufgetreten ist und wie die zivil- und strafrechtliche Situation ist. Das ist allein schon deshalb wichtig, damit das Verantwortungsbewusstsein gestärkt wird und derartige Fehler künftig vermieden werden.

Der Arzt ist verpflichtet, in derartigen Situationen frühestmöglich die zuständige Haftpflichtversicherung und – falls vorhanden – den Krankenhausträger (Geschäftsführung) zu informieren, die durchaus bereit sind, bei einer einvernehmlichen Regelung ohne Beschreiten des Rechtsweges zu unterstützen.

Grundvoraussetzung dafür ist ein weiterhin vertrauensvolles Verhältnis mit dem Patienten. Das ist erfahrungsgemäß nur durch absolute Offenheit, anhaltende Gesprächsbereitschaft und dem unmissverständlichen Ausdruck des Bedauerns und dem Streben nach einer fairen Regelung zu erreichen. Dabei muss der Arzt umsichtig vorgehen, denn das voreilige Einverständnis eines Kunstfehlers kann seinerseits zum Verlust des Versicherungsschutzes führen. Deshalb sollte – am besten noch vor dem Gespräch mit dem Patienten – Kontakt mit der Haftpflichtversicherung aufgenommen werden, auch um die Möglichkeiten einer unbürokratischen Schadensregulierung zu besprechen.

Haftpflichtversicherer sind oft bei unstrittigen Situationen (ein zurückgelassenes Bauchtuch ist eindeutig fehlerhaft) an einer solchen Lösung interessiert und erfahrungsgemäß bei deren Zustandekommen auch großzügig. Schließlich bleiben ihnen dadurch die Kosten für Gutachter und Gerichtsverfahren erspart und es entfallen längerfristige Rückstellungen für etwaige spätere Schadensregulierung.

Auch die betroffenen Patienten können von einer derartigen Regelung profitieren, denn sie bekommen viel schneller ihre Entschädigung (bei Beschreiten des Rechtswegs kann das Jahre dauern), die zudem großzügig ausfallen kann. Eine häufigere Schadensregulierung auf diese Art würde darüber hinaus Gerichte, Gutachterkommissionen und den medizinischen Dienst der Krankenkassen entlasten und so zu einer schnelleren Abwicklung anderer Verfahren beitragen.

Im eingangs geschilderten Fall fiel der zurückgelassene Fremdkörper bei der ersten Röntgenkontrolle nach der Operation auf. Die Situation wurde dem Patienten unverzüglich geschildert. Dann wurde in einem kleinen Eingriff das Bauchtuch entfernt. Danach war der Verlauf unkompliziert. In Absprache mit der Haftpflichtversicherung wurde dem Patienten eine schnelle finanzielle Entschädigung in Aussicht gestellt unter Offenlegung der in solchen Fällen üblichen Entschädigungsbeträge. Alle Arzthaftpflichtversicherungen haben für eine Vielzahl von Vorkommnissen Vergleichszahlen, auf die in derartigen Situationen zurückgegriffen werden kann. Die Versicherung erklärte sich bereit, einen höheren Geldbetrag zur Verfügung zu stellen, wenn der Patient seinerseits auf weitere Schritte verzichtet. Der Betrag ermöglichte dem Betroffenen kurzfristig eine Anschlussbehandlung, die in der Form durch seine Krankenversicherung nicht abgedeckt gewesen wäre. Es kam zu keinem Vertrauensbruch mit dem Patienten, der sich schließlich ausdrücklich (und mit Recht) für den fairen und offenen Umgang mit der Situation bedankt hat.

Derartige Regelungen kommen allerdings nicht immer zustande. Das kann an einem Vertrauensverlust liegen, an einer ungeklärten Rechtslage bzw. Schuldfrage, aber auch an einem ungeklärten weiteren Verlauf und der Größe des Schadens. In diesen Fällen haben die Betroffenen verschiedene Möglichkeiten zur Klärung der Situation:

1. Eine Klärung über ihre Krankenkasse bzw. Krankenversicherung.
2. Einschaltung der Gutachterkommission/Schlichtungsstelle (GAK) der Ärztekammer.
3. Einen Zivilprozess mit Klage auf Schadenersatz.
4. Erstellung einer Strafanzeige wegen fahrlässiger Körperverletzung/Tötung.

Zu 1:
Das Patientenrechtegesetz (Abschn. 2.2) sieht ausdrücklich vor, dass die Kostenträger ihre Versicherten bei der Klärung evtl. Behandlungsfehler unterstützen sollen (SGBV 2017a). Die Kostenträger haben ihrerseits Interesse an einer Klärung, denn auch sie können Schadenersatz bzw. Kostenerstattung beim Verursacher zumindest für Zusatzkosten, die infolge des Fehlers entstanden sind (z. B. längere Verweildauer im Krankenhaus) einfordern. Wendet sich ein Betroffener an seine Versicherung/Krankenkasse, werden die kompletten Behandlungsunterlagen des Patienten angefordert und die Situation durch den Medizinischen Dienst geprüft. In der Praxis sind das (noch) oftmals langwierige Verfahren, an deren Ende eine Empfehlung dahingehend ausgesprochen wird, ob der Patient weitere Maßnahmen unternehmen soll. Dieses Vorgehen ist für den Patienten kostenfrei, führt erfahrungsgemäß aber selten zu einer definitiven Schadensregulierung, so dass eine berechtigte Entschädigung verzögert werden kann.

Zu 2:
Die Einschaltung der Gutachterkommission (in bestimmten Kammerbezirken auch Schlichtungsstelle genannt) bei der regionalen Ärztekammer ist

ebenfalls für den Patienten kostenfrei. Diese Institutionen arbeiten auf der Grundlage der einschlägigen Landesgesetze nach unterschiedlichen Verfahrensordnungen bzw. Statuten (z. B. ÄkNo 2015a). Gutachterkommissionen und Schlichtungsstellen (GAKs) werden auf Antrag tätig. Eine Auflistung der regionalen Landesärztekammern und die örtliche Zuständigkeit sind über die Bundesärztekammer möglich (BÄK 2018b). Kontakt ist entweder durch direktes Anschreiben der betroffenen Ärztekammer oder über die im Internet abrufbaren Antragsformulare möglich. In der Regel verfügen die Ärztekammern auch über Informationsbroschüren für Patienten, denen das Vorgehen im Einzelnen genau zu entnehmen ist (z. B. ÄkNo 2015b). Ein betroffener Patient muss sich also zuerst informieren, welche Ärztekammer für ihn zuständig ist bzw. bei welcher Ärztekammer der behandelnde Arzt Pflichtmitglied ist, und kann dann Kontakt mit der Kommission aufnehmen. Das Verfahren läuft in etwa so ab:

Der Betroffene schreibt die zuständige GAK an und teilt den Sachverhalt aus seiner Sicht einschließlich des vermuteten Fehlers mit. Daraufhin muss die Kommission tätig werden. Sie fordert ihrerseits nach Einholung der Entbindung von der Schweigepflicht durch den Betroffenen alle Behandlungsunterlagen an und übergibt sie gewöhnlich zwecks Beurteilung einem erfahrenen fachspezifischen Gutachter. Dieser verfasst eine begründete Beurteilung für die Kommission, die gewöhnlich – aber nicht immer – im Sinne seiner Stellungnahme entscheidet und dann letztendlich den Patienten und die betroffene Institution bzw. den betroffenen Arzt sowie die zuständige Haftpflichtversicherung über das Ergebnis des Verfahrens informiert.

Beide Seiten haben dann die Möglichkeit der Stellungnahme einschließlich der Bitte um erneute Überprüfung durch die Kommission. Dadurch kommt es aber nur äußerst selten zu einer Revision der ursprünglichen Beurteilung. Die Kosten des Verfahrens werden einer Übereinkunft gemäß von der Haftpflichtversicherung des Beklagten übernommen. Allerdings können diese auch die Teilnahme an dem Verfahren ablehnen. Das geschieht insbesondere dann, wenn offensichtlich ist, dass die Klage unbegründet ist.

Beide Seiten sind nicht an das Ergebnis des Bescheides gebunden, d. h. beide Seiten können das Ergebnis ablehnen. Ein Verfahren vor der Gutachterkommission bzw. Schlichtungsstelle dauert im Durchschnitt etwa 15 Monate und ist damit meistens kürzer als ein Zivilprozess. Kommt es aufgrund des Bescheides der GAK nicht zu einer gütlichen Einigung (Patient oder Haftpflichtversicherung/Arzt akzeptieren das Ergebnis nicht), bleibt nur der Rechtsweg. Das führt dann zu einer weiteren Verzögerung der eventuellen Schadensregulierung. Die GAK wird nicht tätig, wenn gleichzeitig oder vorher schon der Rechtsweg beschritten wurde.

Zu 3:

Mit oder ohne Einschaltung einer GAK oder des MDS kann ein Patient den Rechtsweg beschreiten und in einem Zivilprozess auf Schadenersatz klagen. Dadurch entstehen im Unterliegensfall allerdings Kosten für den Kläger, in der Regel den Patienten. Das Gericht fordert in aller Regel die Behandlungsunterlagen an und beauftragt einen neutralen Fachgutachter (also ein eigenständiges Gerichtsgutachten). Auch wenn bereits von der Gutachterkommission/Schlichtungsstelle ein Gutachten vorgelegt wurde, bestehen die Gerichte in aller Regel auf eine eigenständige Begutachtung. Erfahrungsgemäß kommt es dadurch selten – aber nicht nie – zu einer anderen Beurteilung des Sachverhalts als durch die Gutachterkommission. Das ist unter anderem darauf zurückzuführen, dass der Gerichtsgutachter sich auch mit dem Gutachten und dem Entscheid der Gutachterkommission auseinandersetzen muss und gute Gründe für die Revision des Urteils der Gutachterkommission finden muss. Deshalb streben die Haftpflichtversicherer in der überwiegenden Mehrzahl der Fälle auch die Regulierung auf der Basis des Entscheides der Gutachterkommission an. Ebenso sind klagende Patienten angesichts eines für sie negativen Bescheides der Gutachterkommission (d. h. Ablehnung eines Behandlungsfehlers bzw. eines Schadens oder Kausalzusammenhangs) fast immer gut beraten, auf weitere, für sie dann möglicherweise kostspielige Maßnahmen zu verzichten.

Strebt ein Patient die gesetzliche Klärung entweder direkt oder nach Durchlaufen des Verfahrens bei einer GAK oder beim MDS (wenn das Ergebnis nicht akzeptiert wird oder keine Schadensregulierung zustande kommt) an, ist bei einem Streitwert von bis zu 5000 € das Amtsgericht zuständig, andernfalls (und das ist viel häufiger) das Landgericht, bei dem sich der Patient anwaltlich vertreten lassen muss (BMG 2018b). Meistens – aber nicht zwingend – wendet er sich an einen entsprechend zugelassenen Fachanwalt für Medizinrecht. Dieser wird nach Prüfung der Lage aus seiner Sicht den Patienten gut beraten und mit ihm gemeinsam überlegen, ob eine Klage Aussicht auf Erfolg hat.

Ist sich der Anwalt diesbezüglich unsicher, wird er dem Mandanten vorschlagen, zunächst die Gutachterkommission tätig werden zu lassen, sofern das Verfahren im Vorfeld nicht schon durchlaufen wurde. Der Anwalt kann aber auch vorschlagen, ein Parteiengutachten von einem Fachgutachter, gegebenenfalls auch seines Vertrauens, einzuholen, um die Erfolgsaussichten im Vorfeld eines Gerichtsverfahrens beurteilen zu lassen. Derartige Gutachten sind allerdings manchmal wenig hilfreich, weil eben für eine Partei erstellt. Für die Richter sind solche Parteiengutachten schon alleine aus Gründen der Objektivität oft nicht entscheidend, wenngleich der bestellte Gerichtsgutachter regelmäßig auch aufgefordert wird, sich mit einem vorhandenen Parteiengutachten auseinanderzusetzen. Patienten sollten deshalb mit ihren Anwälten gut überlegen, ob ein Parteiengutachten wirklich nötig ist und das ggf. auch hinterfragen, denn dadurch entstehen Kosten, die im Fall der Klageabweisung gewöhnlich der Patient trägt.

Mit Arzthaftungsangelegenheit beschäftigen sich spezielle Strafkammern der Landgerichte, die über große Erfahrung auf dem Gebiet verfügen und ihre Entscheidungen mit großem Sachverstand fällen. Akzeptiert eine Seite die Entscheidung der ersten Instanz nicht, kann Berufung beim zuständigen Oberlandesgericht eingelegt werden. Dabei kommt es allerdings nur in ca. 15 % (bezogen auf alle Zivilprozesse an Landgerichten, eine gesonderte Darstellung der Arzthaftungssachen liegt nicht vor) zu einer anderen Entscheidung (Destatis 2018b). Die Auswahl der Gerichtsgutachter erfolgt durch den vorsitzenden Richter, in der Regel auf Empfehlung der zuständigen Ärztekammer. Der beauftragte Gutachter hat dabei vorab zu klären, ob er fachlich geeignet ist und keine Gründe für Zweifel an seiner Objektivität bestehen.

Zu 4:

Neben den bisher geschilderten Möglichkeit hat ein Patient die Möglichkeit, eine Strafanzeige wegen fahrlässiger Körperverletzung zu stellen. Auch dieses Verfahren ist kostenfrei für den Anzeigeerstatter. Die zuständige Staatsanwaltschaft nimmt nach Prüfung der Strafanzeige ihrerseits (z. B. Ausschluss von Nichtigkeit) Ermittlungen auf und beauftragt meistens einen Fachgutachter. Erfahrungsgemäß wird ein Strafverfahren nur dann eingeleitet, wenn mit an Sicherheit grenzender Wahrscheinlichkeit nachzuweisen ist, dass das Ergebnis der Behandlung (Körperschaden, Tod) Folge des unterstellten Fehlers ist. Strafrechtliche Ermittlungsverfahren führen deshalb nur in wenigen Fällen zu einer Anklage (Vennedey 2007). Außerdem können Strafverfahren lange dauern. GAKs werden nicht tätig, wenn bereits ein Gerichtsverfahren oder ein staatsanwaltschaftliches Ermittlungsverfahren anhängig ist, so dass außergerichtliche Einigungen dann kaum mehr möglich sind. Deshalb raten Juristen eher von der Inanspruchnahme dieser Möglichkeit ab.

Zusammenfassend ist einem Patienten für den Fall, dass keine direkte Lösung (s. o.) – auch dabei kann ein Anwalt helfen – zustande kommt, zunächst allein schon aus Kostengründen zu empfehlen, sich an den MDS oder die zuständige GAK zu wenden. Das Verfahren dauert aufgrund der Fülle der zu bearbeitenden Fälle und des begrenzten Gutachterpools mehrere Monate (s. o.), führt aber dann im Normalfall zu einer zügigen Schadensregulierung.

Laut Patientenrechtegesetz (BRD 2013) sind Ärzte nicht verpflichtet, einem Patienten das Vorliegen eines Behandlungsfehlers zu offenbaren, es sei denn, der betroffene Patient fragt danach oder die Information ist zur Abwehr eines Gesundheitsschadens (z. B. Maßnahmen zur Korrektur des

Fehlers) unerlässlich (PRG § 630 C Abs. 2). Dabei sollten die betroffenen Ärzte immer in enger Absprache mit dem Haftpflichtversicherer vorgehen – sofern das aus zeitlichen Gründen möglich ist -, um nicht den Versicherungsschutz zu verlieren (s. o.).

Im Falle des Ablebens eines Patienten während einer Behandlung ist vom behandelnden Arzt eine Todesbescheinigung auszustellen. Darin muss er beurteilen und dokumentieren, ob eine natürliche Todesursache vorliegt (z. B. versterben infolge nicht beherrschbarer Bauchfellentzündung nach Darmdurchbruch, schicksalhafter Herzinfarkt) oder ein nicht natürlicher Tod vorliegt (z. B. Suizid durch Tabletteneinnahme, aber auch Tod durch Unfall, Tod durch falsche Blutübertragung also eindeutig Behandlungsfehler etc.). In allen nicht eindeutig geklärten Situationen, muss der ausstellende Arzt „ungeklärte Todesursache" attestieren. Das hat automatisch zur Folge, dass die Staatsanwaltschaft eingeschaltet wird (genauso wie bei nicht natürlichem Tod) und zu prüfen hat, ob weitere Ermittlungen angezeigt sind.

Wenn es also infolge einer medizinischen Behandlung, insbesondere einer Operation zum unerwarteten Versterben eines Patienten kommt, muss auf dem Totenschein die ungeklärte Todesursache dokumentiert werden. Das führt normalerweise zur Beschlagnahmung des Leichnams und einer gerichtsmedizinischen Obduktion. Behandelnde Institutionen und Ärzte sind gut beraten, davon großzügig Gebrauch zu machen, weil so nachgewiesen wird, dass keinerlei Interesse an einer Vertuschung besteht und auch nicht der Versuch unternommen wird. Andererseits sollten die Hinterbliebenen immer dem Wunsch der Ärzteschaft auf Obduktion des Verstorbenen zustimmen, auch wenn es ihnen – nachvollziehbar – noch so schwer fällt. Die Ärzte wollen damit bestmögliche Klarheit über die unerwartete Ursache des Ablebens haben. Das kann – auch bei Ausschluss einer Fehlbehandlung – wichtige Informationen zur Behandlung anderer Patienten liefern. Es kann auch zur Gewissensentlastung der Ärzte führen.

Antworten:

Angesichts der großen Anzahl medizinischer Maßnahmen ist die Häufigkeit nachweisbarer Behandlungsfehler gering. Es wird aber über eine größere Dunkelziffer spekuliert.

Bei einem (vermuteten) Behandlungsfehler wendet man sich am besten an seine Krankenkasse bzw. Versicherung oder die Gutachterkommission der zuständigen Ärztekammer. Darüber hinaus kann auf Schadenersatz geklagt oder Strafanzeige gestellt werden. In eindeutigen Situationen ist auch eine direkte Einigung zwischen den Parteien unter Einbeziehung der zuständigen Haftpflichtversicherung möglich.

3.6 Selbsthilfegruppen

> **Fragen:**
>
> **Was sind Selbsthilfegruppen und wie können sie helfen?**
> **Wie finde ich eine geeignete Selbsthilfegruppe?**

Neben den üblichen Institutionen des Gesundheitswesens existiert auch eine Vielzahl von Selbsthilfegruppen. Diese Vereinigungen von zumeist selber Betroffenen stehen Patienten und Angehörigen als Informationsquelle und Beratungsstelle nahezu überall in Deutschland zur Verfügung. Die Gruppen sind oft gut vernetzt und bestens informiert. Sie arbeiten vieler Orts eng mit Institutionen des Deutschen Gesundheitswesens zusammen. Ihre Rechtsform ist meistens der „Eingetragene Verein", Mitglieder und Leitung arbeiten gewöhnlich ehrenamtlich.

Mittlerweile gilt ihre Tätigkeit als bedeutende Ergänzung zum professionellen Gesundheitssystem und wird per Gesetzt (SGB 5) von der gesetzlichen Krankenversicherung finanziell gefördert (SGBV 2017b). Über ihre Dachorganisationen sind sie auch im gemeinsamen Bundesausschuss (GBA) vertreten und haben so ein Mitberatungsrecht bei wichtigen Fragen der Gesundheitsversorgung, aber kein Stimmrecht.

Landes- und Bundesweit sind die Selbsthilfegruppen teilweise zu Verbänden, den Selbsthilfeorganisationen zusammengeschlossen. In Deutschland existieren ca. 300 solcher Organisationen im Gesundheitswesen. Sie bieten fachliche Informationen und Beratungen über alles, was im Zusammenhang mit der jeweiligen Erkrankung steht, einschließlich Diagnose und Therapie. Die Ansprechpartner bei den Organisationen stehen grundsätzlich auch Nichtmitgliedern zur Verfügung.

Es gibt eine nationale Kontakt und Informationsstelle zur Anregung und Unterstützung von Selbsthilfegruppen, über die man eine geeignete Selbsthilfegruppe/Organisation finden kann (NAKOS 2014). Auch kann man direkt per Internet-Suche mit Eingabe von „Selbsthilfegruppe" und dem Thema bzw. der Erkrankung die Kontaktinformationen erhalten. Mitglieder einzelner Selbsthilfegruppen (z. B. ILCO = Vereinigung der Stomaträger und Darmkrebspatienten) bieten auch Krankenhaus- und Hausbesuche bei betroffenen Patienten an (ILCO 2018).

Antworten:

In medizinischen Selbsthilfegruppen beschäftigen sich Betroffene und Interessierte mit bestimmten medizinischen Themen zum Zweck der Information und Unterstützung von Ratsuchenden und untereinander.

Selbsthilfegruppen sind oft gute Informationsquellen und Ratgeber für betroffene Patienten.

Selbsthilfegruppen können durch direkte Internetsuche oder das Portal NAKOS gefunden werden. In allen größeren Städten existieren regionale Kontaktstellen.

3.7 Narkoseverfahren

Fragen:

Welche Narkoseformen gibt es?
Welche Narkose ist für mich am besten?
Wie gefährlich ist eine Narkose?

Ohne die Möglichkeit der Schmerzausschaltung (Analgesie) hätte die Medizin nie den heutigen Stand erreichen können. Operationen ohne Betäubung sind nicht mehr vorstellbar. Grundsätzlich werden 4 Formen unterschieden, die in Abhängigkeit von dem anstehenden Eingriff zur Anwendung gelangen:

1) Örtliche Betäubung (Lokalanästhesie)
2) Regionalanästhesie (Betäubung bestimmter Körperabschnitte oder ganzer Extremitäten)
3) Vollnarkose (Allgemeinanästhesie)
4) Kombinierte Verfahren (Kombinationen der vorgenannten Methoden)

Zu 1:
Die einfachste Form der Schmerzausschaltung und bei richtiger Anwendung nahezu nebenwirkungsfrei ist die klassische **örtliche Betäubung**. Dazu stehen verschiedene Medikamente zur Verfügung, die sich durch Wirkdauer und die maximal verabreichbare Menge unterscheiden. Mit entsprechenden Sprays oder Gels können Haut und Schleimhäute oberflächlich schmerzunempfindlicher gemacht werden, etwa bei Magen- oder Lungenspiegelungen.

Auch können Spritzen und Venenpunktionen (insbesondere bei Kindern) durch vorheriges Einspritzen eines Lokalanästhetikums in die Haut mit kleiner Kanüle oder Impfpistole weniger schmerzhaft gestaltet werden. Bei der klassischen Infiltrationsanästhesie wird das Betäubungsmittel fächerförmig in das Operationsgebiet eingespritzt. Diese Form der Betäubung gelangt beispielsweise bei der Entfernung von Hauttumoren oder Unterhautgeschwülsten, bei der Einrichtung von Knochenbrüchen als sogenannte Bruchspaltanästhesie, aber auch bei Mandeloperationen und bestimmten Augenoperationen zur Anwendung.

Neben der Respektierung der Maximaldosis muss bei der Injektion darauf geachtet werden, dass keine versehentliche Verabreichung in ein Blutgefäß (Vene oder Arterie) oder einen Nerv erfolgt. Gelegentlich werden größere Operationen, wie z. B. bei Leistenbrüchen, in örtlicher Betäubung durchgeführt. Dann wird üblicherweise zusätzlich ein Beruhigungsmittel verabreicht, um dem Patienten den Aufenthalt in der für ihn fremden und oft bedrückenden Atmosphäre des Operationssaals zu erleichtern. Außerdem muss dann auch eine Venenkanüle angelegt werden, um bei Angstzuständen, Schmerzen infolge unzureichender Schmerzausschaltung oder anderen Problemen schnell eingreifen zu können. Schließlich soll die örtliche Betäubung die Nebenwirkungen der anderen Narkoseformen vermeiden. Das gelingt aber nur, wenn der Patient durch diese Form der Narkose nicht zu sehr gestresst wird und Kreislaufprobleme, Herzbeschwerden oder Atemstörungen vermieden werden.

Zu 2:

Mit einer **Regionalanästhesie** können einzelne Körperregionen, meistens die untere Körperhälfte oder einzelne Extremitäten bzw. Abschnitte davon betäubt werden, ohne dass das Gehirn ausgeschaltet wird. Da manche Menschen gerade den Bewusstseinsverlust bei Operationen am meisten fürchten, bevorzugen sie diese Form der Narkose. Sie kann jedoch nicht bei allen Operationen angewendet werden. Es gibt 3 verschiedene Formen der Regionalanästhesie:

A) Die rückenmarksnahen Verfahren.
B) Die peripheren Nervenblockaden
C) Die intravenöse Form.

A) Bei den **rückenmarksnahen Formen** (Spinalanästhesie, Periduralanästhesie) werden bestimmte Lokalanästhetika entweder in den Rückenmarkskanal (Spinalanästhesie) oder um den Rückenmarkskanal (Periduralanästhesie, im angloamerikanischen Raum auch als Epiduralanästhesie bezeichnet) gespritzt.

Anatomisch gesehen ist das Rückenmark und das allererste Stück der davon abgehenden bzw. dahin führenden Nervenstränge von einer festen bindegewebigen Haut, der Hirnhaut (Dura mater) umgeben. Bei der Spinalanästhesie wird die Hirnhaut mit der Kanüle durchstoßen und das Medikament innerhalb der Hirnhaut platziert. Zwischen der Hirnhaut und dem knöchernen Wirbelkanal bzw. den die Wirbel mit einander verbindenden straffen Bändern (Ligamentum flavum) befindet sich der Peri- oder Epiduralraum. Er ist mit lockerem Bindegewebe, Fett und venösen Gefäßen gefüllt. In diesen Raum wird bei der Periduralanästhesie das Medikament verabreicht. Von hier aus durchdringt das Medikament die Dura mater und gelangt so nach innen an das Rückenmark bzw. die Nervenstränge aber auch nach außen an die in dem Bereich der Injektion aus dem Wirbelkanal austretenden Nerven.

Während bei der Spinalanästhesie neben der Schmerzausschaltung immer auch eine vorübergehende Muskellähmung an der unteren Körperhälfte auftritt, kann eine Periduralanästhesie so angelgt werden, dass die Muskelkraft weitgehend erhalten bleibt. Außerdem kann in den Periduralraum ein Katheter eingelegt werden, durch den man das Betäubungsmittel nachspritzen oder kontinuierlich verabreichen kann, so dass die betäubende Wirkung einen längeren Zeitraum (u. U. mehrere Tage) aufrecht erhalten bleibt. Das ist bei der Spinalanästhesie nicht möglich, hier wird das Lokalanästhetikum einmalig appliziert. Dabei hängt von Art und Menge des Medikaments und der Injektionsstelle ab, von welcher Körperhöhe abwärts die Nervenlähmung vorhanden ist.

Die Wirkdauer ist individuell recht unterschiedlich und beträgt je nach benutztem Betäubungsmittel zwischen einer und wenigen Stunden. Sollte die Operation dann noch nicht beendet sein, muss kurzfristig zusätzlich eine Vollnarkose angewendet werden. Die Spinalanästhesie wird daher nur bei zeitlich begrenzten Eingriffen an der unteren Körperhälfte insbesondere im Blasen-, After-, und Leisten-/Genitalbereich sowie an den Beinen eingesetzt. Da keine künstliche Beatmung wie bei der Vollnarkose nötig ist, hat das Verfahren Vorteile bei Patienten mit schweren Lungenerkrankungen (z. B. COPD). Bei einem Kaiserschnitt (Sectio caesarea) wird das Verfahren auch eingesetzt, ist aber ansonsten für Eingriffe im Bauchraum nicht geeignet.

Die Anästhesiequalität der Spinalanästhesie ist besser als die der Periduralanästhesie. Letztere Form wird daher als alleiniges Narkoseverfahren seltener eingesetzt. In Kombination mit einer Vollnarkose (s. u.) kommt diese Methode jedoch häufig zum Einsatz, weil dadurch die Stärke der Vollnarkose reduziert werden kann, so dass weniger Betäubungsmittel benötigt wird und damit auch deren Nebenwirkungen reduziert werden. Außerdem ist kaum mehr eine Nachbeatmung (und damit Verlängerung der Narkose, s. u.) nach

Beendigung des Eingriffs erforderlich, weil über den Periduralkatheter (s. o.) eine weitere ausreichende Schmerzausschaltung möglich ist. Zudem fördert die Periduralbetäubung die Darmtätigkeit, weshalb sie bei dem sogenannten Fast-track- (Autobahn) Konzept (Abschn. 3.9) unverzichtbar ist. Ein Periduralkatheter kann auch an der Brustwirbelsäule angelegt werden, etwa bei Eingriffen an Speiseröhre oder Lunge. Da bei richtiger Lage und Dosierung keine Muskellähmung auftritt, können Patienten unter laufender Periduralanästhesie – zumindest in Begleitung – aufstehen und umhergehen.

Risiken und Komplikationsspektrum sind für die rückenmarksnahen Leitungsanästhesien ähnlich. Es kann zu Kreislaufstörungen mit Blutdruckabfall und Verlangsamung der Pulsfrequenz kommen. Kopfschmerzen können infolge von Liquorverlust (Hirnwasser) entstehen und hartnäckig sein. Störungen beim Wasserlassen (Harnverhalt) infolge einer vorübergehenden Irritation der Blasennerven können sehr schmerzhaft sein und erfordern dann die Anlage eines Blasenkatheters. Bei Überdosierung des Betäubungsmittels oder Fehlpunktionen kann im Extremfall der Kreislauf zusammenbrechen, die Atmung aussetzen und Bewusstlosigkeit eintreten. In diesen Fällen müssen die betroffenen Patienten in ein künstliches Koma versetzt und künstlich beatmet werden, bis die Nebenwirkungen abgeklungen sind. Derartige Probleme sind allerdings äußerst selten (Kretz et al. 2016b).

Durch die Manipulation in oder am Rückenmarkskanal kann auch in sehr seltenen Fällen ein Bluterguss oder infolge einer Infektion eine Eiteransammlung (Abszess) entstehen. Da derartige Raumforderungen in dem rigiden knöchernen Wirbelkanal nicht abfließen können, drücken sie auf das Rückenmark und die Nervenstränge, was zu Schmerzen, Gefühlsstörungen und Lähmungen führen kann. Gegebenenfalls muss unverzüglich gehandelt und unter Umständen auch schnellstmöglich operativ eingeschritten werden. Wenn derartige Symptome bei liegendem Periduralkatheter oder nach einer rückenmarksnahen Regionalanästhesie auftreten, muss daher sofort der Arzt informiert werden.

Ausgeschlossen ist die Anwendung der rückenmarksnahen Verfahren bei Blutgerinnungsstörungen, inkl. Einnahme von Blutverdünnern, instabilem Kreislauf (Schock), Infektionen im Punktionsbereich, massiven Veränderungen an der Wirbelsäule und bestimmten neurologischen Erkrankungen sowie bei unkooperativen Patienten (Kretz et al. 2016b).

B) Bei der **peripheren Nervenblockade** werden die Nerven, die das Operationsgebiet versorgen, mit einem Lokalanästhetikum umspritzt. So können durch Injektion um das Nervengeflecht in der Achselhöhle Unterarm und Hand komplett narkotisier werden. Die Wirkung hält ein bis wenige Stunden an und kann unter Umständen bei Einlage eines Katheters auch verlängert werden.

Bei der Rippenblockade werden ein oder mehrere Zwischenrippennerven ausgeschaltet, was bei Rippenbrüchen, aber auch Lungenoperationen hilfreich sind kann. Auch die Beinnerven (Ischias- und Femoralnerv) können selektiv ausgeschaltet werden, was zu Schmerzfreiheit am Bein bzw. bestimmten Regionen am Bein führt. Weitere Möglichkeiten bestehen mit dem Fußblock bei Eingriffen insbesondere am Vorfuß, dem Peniswurzelblock (z. B. bei Beschneidungen) und der Oberst'schen Leitungsanästhesie bei Eingriffen an den Fingern. Nervenblockaden dürfen nicht bei Infektionen im Punktionsbereich und bestimmten neurologischen Veränderungen angewendet werden. Im Rahmen der Injektionen können Nervenschäden, Gefäßverletzungen mit Blutungen, Blutergüsse sowie Infektionen entstehen und es kann zu allergischen Reaktionen kommen. Ebenso wie bei der klassischen örtlichen Betäubung sind versehentliche Injektionen in Blutgefäße unbedingt zu vermeiden.

C) Bei der **intravenösen Regionalanästhesie** muss zunächst das Blut aus der betreffenden Extremität entfernt werden (durch stramme elastische Auswicklung) und weiterer Blutzufluss durch eine hochaufgepumpte und anhaltend angelegte Butdruckmanschette unterbunden sein, so dass weitgehende Blutleere besteht. Das Lokalanästhetikum wird dann in die blutleeren Venen gespritzt, von wo aus es dann ins Gewebe eindringt. Die Blutleere muss mindestens eine knappe Stunde aufrechterhalten werden, damit es nicht zum vorzeitigen Abfließen des Betäubungsmittels mit Vergiftungserscheinungen (s. o.) wie bei versehentlicher Injektion eines örtlichen Betäubungsmittels in ein Blutgefäß kommen kann. Die Methode ist prinzipiell für Eingriffe an Unterarm und Hand sowie Unterschenkel und Fuß geeignet, wird aber insgesamt eher selten eingesetzt.

Zu 3:
Zu einer klassischen **Vollnarkose** (Allgemeinanästhesie) gehören mehrere Komponenten: Bewusstseinsverlust (Hypnose), Schmerzfreiheit (Analgesie), Erinnerungslücke (Amnesie), Muskellähmung (Relaxation)
Außerdem sollte die Narkose keine vegetativen Störungen insbesondere am Herz-Kreislaufsystem verursachen. Sie sollte keine wesentlichen über das Narkoseende hinaus anhaltenden Nebenwirkungen haben und sicher durchzuführen sein.
In der Regel werden dabei verschiedene Substanzen für die einzelnen Wirkungen (s. o.) kombiniert verabreicht. Dadurch können bei besserer Gesamtwirkung die Dosen der einzelnen Medikamente und damit die Nebenwirkungen begrenzt werden.
Bei den meisten Vollnarkosen wird mit der Kombination eines über die Lunge aufgenommenen Narkosegases (Inhalationsanästhetikum) und einem

über die Vene dem Körper zugeführten Schmerzmittel (Opioid = Substanz mit Morphium-artiger Wirkung) gearbeitet. Ist eine Muskelerschlaffung während der Operation von Nöten, wird hierfür ein weiteres Medikament verabreicht. Eine Allgemeinanästhesie kann auch nur mit über die Venen (intravenös) zugeführten Substanzen durchgeführt werden (total intravenöse Anästhesie = TIVA).

Bei der Vollnarkose muss der Patient künstlich beatmet werden, weil die verabreichten Substanzen zur Atemlähmung führen. Das geschieht entweder über spezielle Gesichtsmasken (Maskennarkose) oder Rachenmasken (Larynxmaske) oder ein in die Luftröhre (Trachea) eingebrachtes Röhrchen (Trachealtubus) als sogenannte Intubationsnarkose. Welche Form im Einzelfall zur Anwendung kommt, hängt von Dauer und Art der Operation, der Lagerung während des Eingriffs und Patienten eigenen Faktoren ab.

Die größte Sicherheit bietet der Trachealtubus. An seiner Spitze befindet sich um das eigentliche Beatmungsrohr herum eine aufblasbare Manschette, über die der Tubus in der Luftröhre befestigt werden kann. Die Manschette blockt im aufgeblasenen Zustand aber auch den Atemweg nach außen, so dass dann keinerlei Flüssigkeiten oder feste Teil am Tubus vorbei in die Lunge gelangen können. So wird auch verhindert, dass bei Erbrechen unter der Narkose das Erbrochene in die Lunge gelangt (Aspiration) und dort die Atemwege verlegt bzw. durch die darin befindliche Magensäure die Lunge schwer geschädigt wird. Gefürchtet ist auch das Erbrechen bei Narkoseeinleitung bevor der Tubus platziert ist, insbesondere bei vollem Magen, z. B. bei Notoperationen kurz nach ausgiebiger Nahrungsaufnahme oder bei Darmverschluss und Darmlähmung. Dann müssen besondere Vorkehrungen seitens der Narkoseärzte getroffen werden. Das ist auch der Grund dafür, dass bei allen nicht zwingend sofort durchzuführenden Notoperationen 6 Stunden vor dem Beginn der Narkose keine feste Nahrung und 2 Stunden vorher keine Flüssigkeiten mehr aufgenommen werden dürfen (sogenannte Nüchternheitsgrenze) (Kretz et al. 2016b).

Besteht die grundsätzliche Gefahr der Einatmung von Erbrochenem, darf keine Maskennarkose durchgeführt werden, es muss immer eine Intubationsnarkose zur Anwendung kommen. Auch Schwangere gelten grundsätzlich ab der 20. SSW bis 48 Stunden nach der Geburt als nicht nüchtern, weil zum einen der Druck im Bauchraum durch die vergrößerte Gebärmutter erhöht ist und zum anderen der Mageneingangspförtner in dieser Zeit geschwächt ist. Beides zusammen erhöht deutlich die Gefahr des Erbrechens im Rahmen einer Narkose (Kretz et al. 2016c; Schmutz und Bürkle 2017).

Welche Kombination von Medikamenten und Atemgasen bei der Narkose eingesetzt wird, entscheidet der erfahrene Narkosearzt aufgrund der Art des anstehenden Eingriffs und der individuellen Situation des Patienten (Alter,

Begleiterkrankungen etc.). Dabei werden auch Wünsche der Patienten respektiert. Manche Menschen wollen unbedingt eine Vollnarkose, weil sie von der Operation nichts mitbekommen möchten. Andere wollen unbedingt keine Vollnarkose, weil sie besondere Angst vor dem damit verbundenen Bewusstseinsverlust haben. Deshalb haben auch viele Patienten mehr Angst vor der Narkose als vor der Operation.

Zu 4:

Besonderes bei größeren Operationen, bei denen auch nach dem Eingriff längere Zeit mit deutlichen Schmerzen zu rechnen ist, wird heute sehr gerne die **Kombination** einer Allgemeinanästhesie mit einer periduralen Regionalanästhesie eingesetzt. Die Patienten kommen so ohne Nachbeatmung und große Mengen stark wirkender Schmerzmittel aus. Das fördert eine schnelle Erholung, die Patienten können meistens früher aufstehen und auch früher wieder Nahrung zu sich nehmen. Diese Kombination der beiden Methoden ist daher fast schon Standard bei allen großen Bauch- und Brustkorboperationen und Voraussetzung für die Anwendung des sogenannten Fast-track-Konzepts (Abschn. 3.9).

Eine Sonderform der Kombinationsnarkose ist die sogenannte **Wachoperation**, die insbesondere in der Neurochirurgie angewendet wird. Dazu erhält der Patient intravenöse Medikamente, um eine Basisschmerzunempfindlichkeit und Beruhigung sicherzustellen sowie eine örtliche Betäubung am Schädel, um die Schmerzwahrnehmung entlang des Zugangsweges zum Gehirn zu unterdrücken. Das Gehirn selbst ist schmerzunempfindlich, so dass hier keine direkte Schmerzausschaltung erforderlich ist. Bei Operationen in Hirnregionen, die für Sprachleistungen zuständig sind, kann so durch Kommunikation mit dem wachen Patienten während des Eingriffs genau die Grenze dieses Areals bestimmt werden und somit die Gefahr zum Beispiel von Sprachstörungen bei bestmöglicher Radikalität reduziert werden. Das Verfahren wird zunehmend auch in anderen Disziplinen angewendet, etwa bei Lungenoperationen an Menschen mit schweren Erkrankungen, die keine Vollnarkose mehr zulassen.

Nach einer Vollnarkose kommt es nicht selten zu Übelkeit und Erbrechen. Das ist gerade für frisch operierte Patienten unangenehm und verursacht zusätzliche Schmerzen. Besonders anfällig dafür sind Frauen, Nichtraucher, Menschen mit ähnlichem Ereignis in der Vorgeschichte und Patienten mit Bewegungsschwindel oder Seekrankheit (Kretz et al. 2016d). Es gibt effektive Medikamente zur Prophylaxe und auch zur Behandlung, unter anderem können kleine Mengen Cortison gegeben werden (Kretz et al. 2016d). Hierüber sollte im Rahmen der Narkosevorbereitung mit dem Anästhesisten gesprochen werden.

Es gibt nur wenige Angaben über die Häufigkeit von schweren Narkosezwischenfällen. Eine Untersuchung an deutschen Kliniken über die Jahre 1999 bis 2010 ergab, dass bei 140.000 Narkosen bei ansonsten Gesunden mit einem schweren Zwischenfall (Todesfall oder Dauerschaden) zu rechnen ist (Schiff et al. 2014). Das ist auch im internationalen Vergleich als sehr günstig anzusehen (Van Aken 2014).

Antworten:

Für Operationen können einzelne Körperregionen ohne Bewusstseinsverlust schmerzunempfindlich gemacht werden. Ist das nicht möglich oder nicht gewünscht, wird eine Vollnarkose durchgeführt. Dabei werden meistens verschiedene Narkoseformen kombiniert, um eine optimale Narkosestärke bei möglichst wenigen Nebenwirkungen zu erreichen.

Die für den Einzelnen bestmögliche Narkose hängt von der Art des Eingriffs und der individuellen Situation ab. Sofern möglich werden auch die Wünsche des Patienten berücksichtigt.

Narkosen werden mit großer Sicherheit durchgeführt. Ernsthaft Zwischenfälle sind sehr selten.

3.8 Operationsmethoden

Fragen:

Welche Operationsmethoden gibt es?
Welche Methode ist für mich am besten?
Werde ich vom Roboter operiert?

Narkose, Schmerzausschaltung und Sterilität sind die Grundvoraussetzungen eines jeden chirurgischen Eingriffs. Die Körperhöhlen können eröffnet und nach Durchführung der notwendigen Maßnahmen wieder verschlossen werden. Der Zugangsweg ist aber auch die Hauptursache postoperativer Schmerzen. Hinzu kommen Probleme bei der Wundheilung einschließlich der Ausbildung von Narbenbrüchen und nicht zuletzt kosmetische Aspekte. Insofern gab es schon immer Bestrebungen, den Operationsschnitt zwar so groß wie nötig, aber auch so klein wie möglich zu halten. In der offenen Chirurgie sind dem aufgrund anatomischer Gegebenheiten und der im Innern durchzuführenden Maßnahmen Grenzen gesetzt. Denn der Zugangsweg muss so gestaltet werden, dass eine hinreichende Übersicht besteht und das Ziel der Operation sicher erreicht wird.

Erst die Entwicklung der Videoendoskopischen Operationstechnik in den 1980er- Jahren hat hier den entscheidenden Fortschritt gebracht. Konnten vorher Operationen nur mit direktem Zugang ins Zielgebiet im Inneren des Körpers durchgeführt werden, wurden dadurch Operationen unter Vermeidung großer Hautschnitte ermöglicht. Es wird eine kleine Kamera, die an der Spitze eines kleinen Stabes sitzt, über eine Hülse in den Körper eingeführt, die ein gestochen scharfes Bild bei gleichzeitig lupenartiger Vergrößerung der sichtbaren Strukturen liefert. Das Bild wird auf einen Monitor übertragen, der neben dem Patienten steht oder an der Decke hängt. Außer der Kamera werden spezielle Instrumente ebenfalls über kleinere Röhrchen in das Operationsgebiet eingebracht, mit denen der operative Akt vollzogen wird.

Eine weitere Voraussetzung war die Schaffung eines hinreichend großen Hohlraums durch Einblasen von bestimmten Gasen (CO_2) im Bauchraum beziehungsweise zur Stilllegung eines Lungenflügels am Brustkorb, um genügend Platz für die Präparationen zu haben. Außerdem mussten neue (indirekte) Nahttechniken sowie neue Methoden und Instrumente zur Versorgung von Blutgefäßen und zur Gewebedurchtrennung entwickelt werden. So wurden Schritt für Schritt alle Voraussetzungen geschaffen, auch große Eingriffe videoendoskopisch durchzuführen.

Da sich der Zugang auf kleine Einschnitte beschränkt, wird für diese Technik auch der Begriff „minimal invasiv" benutzt. Dieser Trend zu möglichst kleinen Schnitten hat die gesamte Chirurgie beeinflusst, so dass auch in anderen Bereichen Methoden mit kleineren Operationsschnitten entwickelt wurden, etwa beim Hüftgelenkersatz mit Gelenkprothesen. Im klassischen Sinn sind jedoch unter dem Begriff „minimal invasive Chirurgie" die Operationen gemeint, bei denen videoendoskopisch gearbeitet wird. Es wurde mittlerweile für viele Eingriffe, auch Krebsoperationen der Nachweis erbracht, dass die minimalinvasive Technik in sehr vielen Situationen gegenüber der offenen Operationstechnik langfristig keinerlei Nachteile hat, so dass die kurzfristigen Vorteile auszunutzen sind (AWMF 2017; Marxen 2018).

Werden bei solchen Operationen Gewebe oder Organe entfernt, müssen sie über die eingebrachten Röhrchen aus dem Körper geborgen werden, zum Beispiel ein Wurmfortsatz oder die Gallenblase. Bei größeren zu entfernen Gewebemengen können diese im Körper zerstampft und dann als Gewebebrei abgesaugt werden. Wenn das zu entfernende Gewebe pathologisch untersucht werden soll oder aus anderen Gründen das Zerstampfen des Gewebes beispielsweise bei Krebsoperationen nicht möglich ist, muss ein sogenannter Bergeschnitt angelegt werden, über den auch verschiedene Manipulationen wie etwa eine Darmnaht vorgenommen werden können. In diesem Fall spricht man von einer videoendoskopisch assistierten Operation. Die Bergeschnitte sind für gewöhnlich deutlich kleiner als die früher üblichen Zugänge in der offenen Chirurgie.

Um auch diese Zugänge zu vermeiden, wurden bei bestimmten Operationen Verfahren zur Gewebebergung durch natürliche Körperöffnungen (Notes = natural orifice transluminal endoscopic surgery) entwickelt (Kähler 2017). Am häufigsten gelangte diese Technik bei der Gallenblasenentfernung bei Frauen als sogenannte Hybrid-Operation zur Anwendung. Dabei wird eine kleine Kamera durch den Bauchnabel eingeführt, das Herausschälen der Gallenblase aus dem Leberbett und ihre Entfernung aus dem Körper erfolgen durch die Vagina.

Auch über die Bergung von Darmstücken durch den After wird berichtet. Insgesamt hat sich Notes bisher nicht wirklich durchgesetzt und gelangte in den letzten Jahren eher seltener zur Anwendung (Kähler 2017). Vermutlich auch deshalb, weil ein echter Vorteil gegenüber der klassischen minimal invasiven Chirurgie nicht wirklich erkennbar ist, diese Verfahren aber eigene Risiken haben (Kähler 2017).

Ein echter Fortschritt ist möglicherweise ein neues Verfahren zur Entfernung bestimmter tief sitzender Mastdarmtumore (TAMIS = transanal minimal invasiv surgery), bei dem die Ausschälung und nachfolgende Entfernung des Mastdarms sowie der Wiederanschluss des Darmes durch den After erfolgen (Rink et al. 2016). Laut Leitlinie gilt aber auch dieses Verfahren derzeit (Stand 2017) als nicht hinreichend geprüft und wird jenseits klinischer Studien nicht empfohlen (AWMF 2017). Dementsprechend sind Patienten bei Einsatz der Methode auch aufzuklären.

Nach wie vor ist die offene Operationstechnik das Maß aller Dinge (Albrecht et al. 2017). Es konnte aber mittlerweile die Gleichwertigkeit bzw. Überlegenheit der endoskopischen, minimal invasiven Technik für viele Eingriffe, auch verschiedene große Krebsoperationen nachgewiesen werden (Albrecht et al. 2017; Aselmann et al. 2017; Feußner und Wilhelm 2016; Müller-Stich et al. 2016). So werden Operationen an Gallenblase oder am Mageneingang bei Zwerchfellbrüchen nahezu ausnahmslos endoskopisch durchgeführt (Albrecht et al. 2017). Aber auch Eingriffe an Speiseröhre, Magen und Leber, Bauchspeicheldrüse und Dickdarm können in vielen Fällen mit gleicher Sicherheit wie die offene Operation durchgeführt werden (Albrecht et al. 2017; Aselmann et al. 2017; AWMF 2017; Becker et al. 2016; Müller-Stich et al. 2016). Schließlich kann das endoskopische Vorgehen jederzeit bei Auftreten besonderer, unerwarteter Schwierigkeiten abgebrochen werden und offen mit Leibschnitt weiter operiert werden. Derzeit wird aber noch die überwiegende Mehrzahl der großen Krebsoperationen offen durchgeführt, aber der Anteil endoskopischer Eingriffe steigt beständig.

Die aufwendigste wesentliche Weiterentwicklung der endoskopischen Chirurgie ist die Einführung der roboterassistierten Operationstechnik. Dabei werden die in den Körper eingebrachte Kamera und die Instrumente von Roboterarmen geführt, die der Operateur steuert, während er an einer Konsole neben dem Patienten sitzt (Abb. 3.1a, b). Der Operateur ist Herr des Handelns, der Roboter unterstützt ihn und kann einige Maßnahmen sehr erleichtern. Der Operateur könnte aber unter Umständen auch tausende Kilometer entfernt sein und den Roboter steuern, wie es mit der ersten „transatlantischen" Operation bewiesen wurde (Deutsches Ärzteblatt 2001). Es handelt sich also nicht um eine alleinige Operation durch den Roboter, seine Fähigkeiten unterstützen den Operateur (Kisler und Settmacher 2016).

Das System wurde ursprünglich in den 1990er-Jahren vom amerikanischen Militär eingeführt, um in Kriegsgebieten verletzte Soldaten an der Kriegsfront sicher versorgen zu können, ohne dass ein Operationsteam vor Ort ist. An der Perfektionierung wird ständig weiter entwickelt. Es arbeitet mit hoch auflösender 3D-Optik bei bis zu zehnfacher Vergrößerung und ergibt so ein echtes räumliches Bild. Die Instrumente sind abwinkelbar mit 7 Bewegungsgraden. Hinzu kommen eine Tremorausschaltung und ein skalierbarer Bewegungsausschlag (Kisler und Settmacher 2016). Die dadurch erreichte optimale Augen-Hand-Koordination erleichtert schwierige Operationsschritte sehr. Insofern ist der Operationsroboter besonders bei komplexen Eingriffen in anatomisch schwer zugänglichen Regionen von Vorteil. Derzeit wird das System hauptsächlich bei Operationen an Speiseröhre und Mastdarm eingesetzt (Becker et al. 2016; Kisler und Settmacher 2016; Marxen 2018; Van Hillegersberg et al. 2016). Ein anderer Schwerpunkt des Robotereinsatzes sind die urologischen Operationen an der Prostata. Das Indikationsspektrum wird ständig erweitert. Waren 2016 in Deutschland nur 41 Kliniken mit dem Robotersystem ausgestattet, sind es 2018 bereits über 100 Krankenhäuser (Albrecht et al. 2017; Marxen 2018). Operationen mit dem System sind aufwendig und sehr kostspielig (hohe Anschaffungs- und Unterhaltungskosten), so dass bei fehlendem Nachweis von Vorteilen seine Anwendung bei kleineren und mittleren Eingriffen wie Leistenbruchoperationen oder Gallenblasenentfernungen (noch?) nicht gerechtfertigt ist (Albrecht et al. 2017).

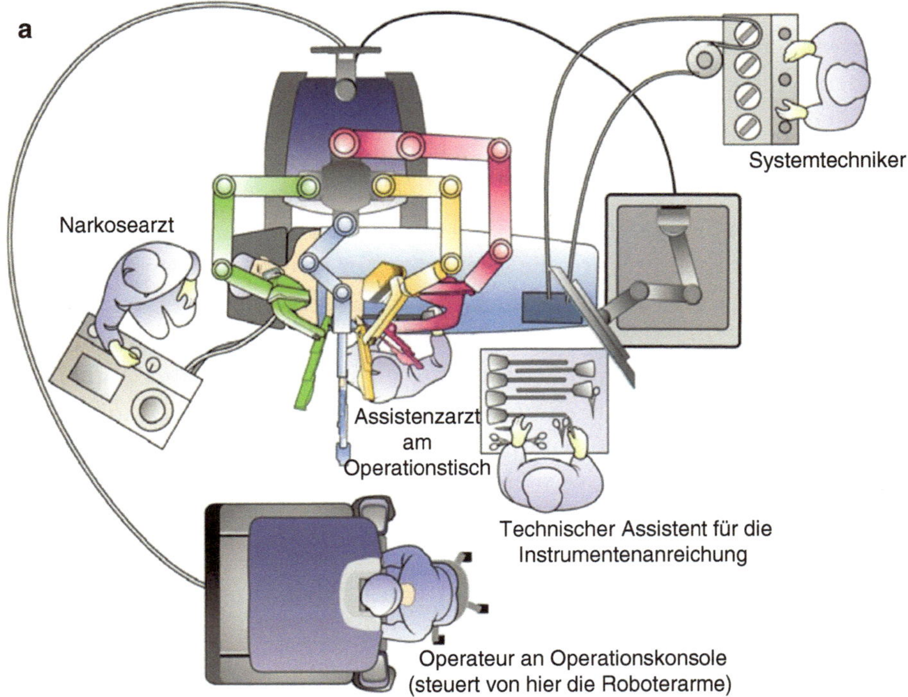

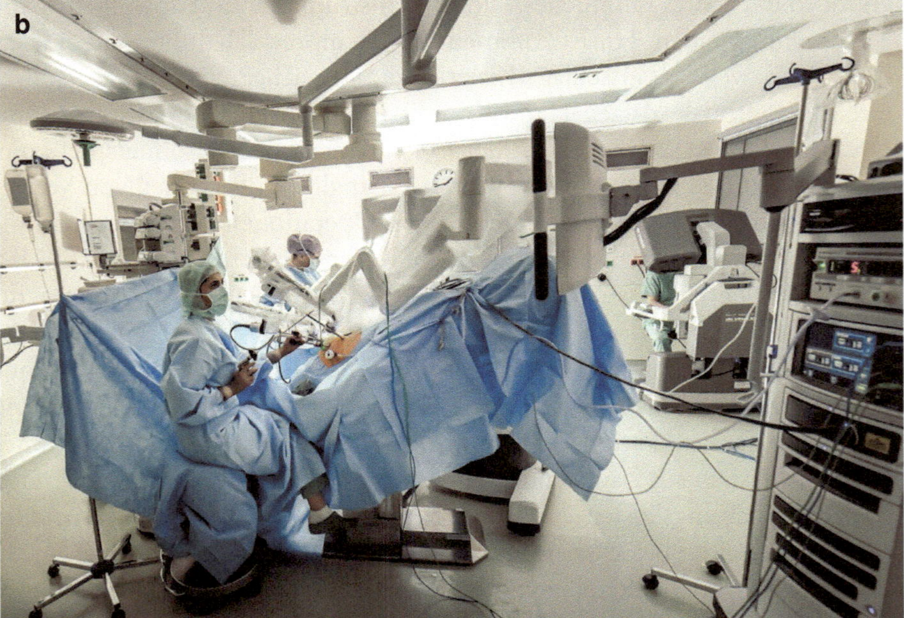

Abb. 3.1 **a, b** Darstellung des Robotereinsatzes im Operationsraum (mit freundlicher Genehmigung der Intuitive Surgical Inc.). **a** Schematische Darstellung. **b** Live-Operation (aus der Martini-Klinik, Hamburg, Fotografie Olaf Tamm)

Antworten:

Neben den klassischen offenen Operationen werden zunehmend minimalinvasive Techniken eingesetzt. Besonders bei komplexen, schwierigen Eingriffen führt der Robotereinsatz zu weiteren Erleichterungen.

Welche Methode im Einzelfall angewendet wird, hängt von der Erkrankung und der individuellen Situation des Patienten ab. Minimalinvasive Verfahren ersetzen in entsprechend erfahrenen Institutionen zunehmend die offenen Operationen.

Bisher finden nur roboterunterstützte Operationen statt. Dabei hilft der Roboter zum Beispiel durch eine Tremorausschaltung dem Operateur. Ob zukünftig Operationen komplett von Robotern ausgeführt werden ist wahrscheinlich, aber derzeit noch nicht sicher vorhersehbar.

3.9 Operationsbegleitende Maßnahmen

Fragen:

Welche Maßnahmen werden zur Operationsvorbereitung durchgeführt?
Was wird nach dem Eingriff zur Vermeidung von Komplikationen und für meine rasche Erholung getan?

Zu einer bestmöglichen operativen Behandlung gehören verschiedene Begleitmaßnahmen, die vor dem Eingriff (präoperativ) und danach (postoperativ) notwendig sind. Art und Umfang dieser Maßnahmen hängen von dem Zustand des Patienten und der jeweiligen Operation ab. Wegen der zentralen Bedeutung einer adäquaten Schmerztherapie ist ihr ein eigenes Abschn. (3.10) gewidmet, so dass an dieser Stelle nicht weiter darauf eingegangen wird.

Vor jeder Operation ist die Erhebung einer ausführlichen Krankengeschichte (Anamnese) sowohl für die Planung und Durchführung der Narkose als auch des Eingriffs unverzichtbar. Gefragt wird dabei unabhängig von der zur Operation veranlassenden Veränderung nach früher durchgemachten Erkrankungen und Operationen sowie aktuell bestehenden (Begleit-) Leiden, die körperliche Belastbarkeit, Medikamenteneinnahme, aktuellen und evtl. chronischen Schmerzen, Blutungsneigung, evtl. früheren Bluttransfusionen, bekannten Medikamentenunverträglichkeiten und Allergien z. B. auch gegen Latex (ist in Operationshandschuhen und Narkoseschläuchen enthalten), bestimmte Nahtmaterialien oder Verbandstoffe.

Manche Medikamente müssen vor Narkose oder Operation abgesetzt oder umgestellt werden. Das betrifft z. B. Metformin bei Diabetes oder Marcumar und andere Blutverdünner (Abschn. 3.2). Bestehende Begleitkrankheiten insbesondere an den inneren Organen (Herz, Lunge, Leber, Niere, Magen, Darm) und frühere Erfahrungen mit Narkosen und Operationen sowie bekannte Allergien können die Auswahl des im Einzelfall optimalen Narkoseverfahrens, aber auch das operative Vorgehen beeinflussen. Fragen nach der körperlichen Belastbarkeit dienen der Feststellung eventuell vorhandener Herz-/Lungenschwächen. Bestehende Schmerzen können Einfluss auf die postoperative Schmerztherapie haben. Fragen zur Krankengeschichte der Vorfahren und Geschwister können unter Umständen ein erhöhtes Risiko für bestimmte Ereignisse liefern (z. B. maligne Hyperthermie – ein schwerer Narkosezwischenfall mit familiärer Häufung).

Durch eine gute Vorbereitung der Gespräche mit den Ärzten können die Patienten ihrerseits auch zum reibungslosen Ablauf ihrer Behandlung beitragen. Sofern ein Medikamentenplan besteht, sollte dieser unbedingt vorgelegt werden.

Neben der Anamnese gehört auch eine Ganzkörperuntersuchung zu jeder Operationsvorbereitung. Dadurch soll das Übersehen unbekannter oder vom Patienten als unwesentlich angesehener Veränderungen (z. B. Infektion in der Nähe des Operationsbereiches) vermieden werden. Sie gibt auch eine weitere Orientierung über die Organfunktionen (z. B. Herzrhythmusstörungen, Blutdruck usw.).

Zusätzlich werden in Abhängigkeit von Alter und Zustand des Patienten und der Art des Eingriffs, aber unter Umständen auch aufgrund der Krankengeschichte Laboruntersuchungen (Blutwerte) zusätzliche Röntgenaufnahmen und Organtests (am häufigsten EKG) durchgeführt. Während viele dieser Maßnahmen früher routinemäßig angeordnet wurden, wird heute diesbezüglich viel individueller vorgegangen, weil sich gezeigt hat, dass derartige Untersuchungen bei zahlreichen Patienten und für viele Eingriffe völlig irrelevant sind.

Wundinfektionen zählen zu den häufigsten und teuersten Komplikationen nach Operationen (Pianka und Mihaljevic 2017). Deshalb wurden verschiedene Vorsorgemaßnahmen eingeführt, deren Wirksamkeit allerdings nicht in jedem Fall nachgewiesen werden konnte.

Duschen bzw. Waschen vor einer Operation reduziert die Keimzahl auf der Haut und beseitigt Schmutz, so dass die Körperreinigung mit gewöhnlichen Präparaten uneingeschränkt empfohlen wird. Die Anwendung desinfizierender Waschlösungen konnte nicht als vorteilhaft aufgezeigt werden, kann aber zu Hautreizungen führen (Pianka und Mihaljevic 2017). Starkes Bürsten sollte bei der Hautreinigung vermieden werden, weil nicht auszuschließen ist, dass dadurch minimale Hautverletzungen entstehen, die zur Keimbesiedlung führen. Aus demselben Grund sollten grundsätzlich auch keine Rasuren mit Rasierklingen vor Operationen durchgeführt werden. Ist eine Enthaarung notwendig, sollte sie mit elektrischen Trimmern vorgenommen werden.

Das Operationsgebiet wird unmittelbar vor Beginn eines jeden Eingriffs mit zumeist alkoholischen Hautdesinfektionslösungen abgewaschen. Diese Substanzen sind meistens von bräunlicher Farbe, die nicht immer leicht von der Haut zu entfernen ist. Daher werden auch farblose Mittel benutzt, beispielsweise bei Anwendung im Gesicht oder zur Vermeidung von Verfärbungen der Haare.

Auch Antibiotika werden zur Infektionsprophylaxe eingesetzt. Ihre Anwendung und Auswahl hängt von der Art der Operation ab. Sie werden innerhalb von 2 Stunden vor Beginn des Eingriffs intravenös verabreicht (Pianka und Mihaljevic 2017).

Gehört ein Patient in eine der Risikogruppen für die Besiedlung mit Problemkeimen (Abschn. 3.4), wird im Rahmen der Vorbereitung oder bei der stationären Aufnahme eine Vorsorgeuntersuchung (Screening) auf den Befall mit diesen Keimen vorgenommen (s. o.). Denn bei positivem Nachweis kann – sofern genügend Zeit bis zur Operation besteht oder der Eingriff verschoben werden kann – eine Dekolonisierung (Beseitigung der Keime) durchgeführt werden. Dadurch kann bei bestimmten Eingriffen, insbesondere orthopädischen Operationen mit Einbau von Kunstgelenken die Infektionsrate und damit das Operationsrisiko deutlich gesenkt werden (Kramer et al. 2017). Kann der Eingriff nicht verschoben werden (die Dekolonisierung dauert mindestens 5 Tage), muss bei positivem Screening-Test unter Umständen (z. B. in der Herzchirurgie) eine umfangreichere Antibiotikaprophylaxe durchgeführt werden als bei Patienten ohne Risikokeime (Kramer et al. 2017).

Bei vielen Bauchoperationen, insbesondere solchen mit der Eröffnung des Darmes, wird eine mechanische Darmreinigung durchgeführt, ähnliche wie vor Darmspiegelungen. Gewöhnlich werden dabei mehrere Liter einer nicht wirklich gut schmeckenden Spüllösung getrunken. Mittlerweile ist klar geworden, dass die alleinige Anwendung dieser Methode eher nachteilig ist. Wird die Spüllösung jedoch zusammen mit einem oralen Antibiotikum eingenommen, sinkt die Rate von operationsbedingten Infektionen deutlich (Pianka und Mihaljevic 2017; Schwenk 2008). Das gilt besonders für Eingriffe am unteren Ende des Dickdarms (linke Hälfte des Dickdarms, Krummdarm) und dem Mastdarm (Rektum).

Stark unterernährte Menschen haben meistens ein geschwächtes Immunsystem und damit auch ein erhöhtes Operationsrisiko. Es gibt Anzeichen dafür, dass bestimmte Nahrungsergänzungspräparate bei diesen Patienten das Komplikationsrisiko bei großen Krebsoperationen oder großen Eingriffen am Herzen senken können (Pianka und Mihaljevic 2017). Ihr Einsatz ist immer eine individuelle Entscheidung, auch unter Berücksichtigung der Dringlichkeit der Operation.

Schließlich ist vor jedem Eingriff eine umfassende Aufklärung des Patienten über die Operation, mögliche Folgen, postoperative Schmerzen und weiterreichende Maßnahmen (z. B. künstliche Ernährung) vorzunehmen und auch darüber, welche Komplikationen nach dem Eingriff eintreten können. Der Patient dokumentiert gewöhnlich mit seiner Unterschrift, dass die Aufklärung vorgenommen wurde und er mit dem Eingriff auch in Kenntnis der aufgezeigten Risiken einverstanden ist. Die Aufklärung des Patienten muss rechtzeitig erfolgen, so dass genügend Bedenkzeit bis zur Durchführung des Eingriffs verbleibt. In der Regel wird eine 24-Stunden-Frist als ausreichend angesehen (Abschn. 2.2).

Auch nach Operationen sind bestimmte Maßnahmen angezeigt, um den Therapieerfolg abzusichern. Dazu gehören neben einer hinreichenden Schmerztherapie (Abschn. 3.10) und Blutverdünnung bzw. Thromboseprophylaxe (Abschn. 3.2) Flüssigkeitszufuhr, künstliche Ernährung und Kostaufbau, aber auch Physiotherapie mit Atemtraining und Mobilisation des Patienten sowie spezifische Maßnahmen zur Überwachung und Früherkennung von Komplikationen.

Routinemäßig werden deshalb nach jedem Eingriff mehrmals täglich Blutdruck und Puls, Körpertemperatur und nach größeren Operationen sowie bei betagten oder Risikopatienten auch die Sauerstoffsättigung im Blut und die Bewusstseinslage überprüft. Diese sogenannten Vitalparameter sind wichtige Indikatoren für einen ungestörten Verlauf. Bei krankhafter Veränderung muss immer zügig die Ursache abgeklärt werden z. B. durch Laboruntersuchungen, Ultraschalluntersuchungen oder Röntgenaufnahmen. Blutdruckabfall und steigende Pulsfrequenz können auf eine (Nach-) Blutung hinweisen, Fieber kann Folge einer Infektion sein. Ein Abfall der Sauerstoffsättigung im Blut kann auf Probleme an Herz oder Lunge oder bei der Atmung hinweisen.

Muss ein Patient nach der Operation längere Zeit künstlich ernährt bzw. mit Flüssigkeit und Medikamenten versorgt werden, wird oft schon in der Narkose ein zentraler Venenkatheter in die obere Hohlvene eingelegt, über den nach dem Eingriff diese Medikamente aber auch hochkalorische Nährlösungen infundiert werden können. Werden diese Substanzen über periphere Armvenen verabreicht, führen sie meistens schnell zu deren Beschädigung. Bei Eingriffen an Speiseröhre, Magen oder Bauchspeicheldrüse werden die Venenkatheter für Tage bis zur Wiederherstellung der normalen Nahrungsaufnahme benötigt, bei Komapatienten unter Umständen wochenlang. Allerdings wird zur künstlichen Langzeiternährung vorzugsweise Sondenkost benutzt, die über spezielle in den Magen (z. B. PEG = **p**erkutane **e**ndoskopische **G**astrostomie) oder in den Darm (Jejunalsonden) durch die Bauchwand hindurch eingelegte Ernährungskatheter verabreicht wird.

Antibiotika werden schon alleine um Resistenzen zu vermeiden nach Operationen nur selten prophylaktisch (Ausnahme: Herzchirurgie, Gefäßchirurgie) eingesetzt, sondern nur bei drohendem oder nachgewiesenem Infekt. Zur Vermeidung von Lungenentzündung, Venenthrombose aber auch Darmträgheit (Verstopfung) und Kreislaufproblemen ist eine entsprechende Physiotherapie sehr wichtig. Art, Umfang und Dauer der Maßnahmen hängen von der durchgeführten Operation, dem Zustand des Patienten und nicht zuletzt von der Infrastruktur der behandelnden Institution ab. Sie sind bei sehr kranken Menschen und auch Komapatienten unverzichtbar.

Das Therapiekonzept der „**Fast-Track-Rehabilitation**" (Schnellspurrehabilitation, Autobahntherapie) fasst all diese Maßnahmen zusammen mit dem Ziel einer Beschleunigung der Erholungsphase (Schwenk 2008; Schwenk et al. 2009). Das Konzept wird hauptsächlich in der großen Bauchchirurgie umgesetzt, zum Teil aber auch – in abgewandelter Form – von anderen operativen Disziplinen angewendet. In der klassischen Form gehört dazu die Anlage eines Periduralkatheters (Abschn. 3.7) zur Schmerzausschaltung und Darmstimulation. Die Patienten werden unter intensiver ärztlicher und pflegerischer Begleitung frühestmöglich mobilisiert und müssen schon am Operationstag aufstehen. Sie erhalten direkt nach der Operation ihren Kostaufbau z. B. Frühstück etc. schon am 1. Tag nach dem Eingriff und durchgehend eine intensive Physiotherapie.

Da das Konzept vielen alten Traditionen und Therapiestandards entgegensteht, bedarf es großer Überzeugungsarbeit bei Patienten und Krankenhauspersonal, um Akzeptanz und Umsetzung zu gewährleisten. Das Verfahren ist aufwendig und erfordert höchste Aufmerksamkeit bei dem gesamten Therapieteam. Bei richtiger Durchführung kann bei gleicher Quote an Komplikationen im Operationsgebiet (Wundheilungsstörung, Aufbruch einer Darmnaht etc.) die Rate allgemeiner Komplikationen (Lungenentzündung etc.) deutlich gesenkt werden (Kulu et al. 2015; Schwenk 2008; Schwenk et al. 2009). Die Infrastruktur vieler Institutionen lässt derzeit (noch) nicht die konsequente Anwendung dieses Konzepts zu.

Antworten:

Zu einer guten Operationsvorbereitung gehört eine ausführlich Befragung und Untersuchung des Patienten. Andere Maßnahmen sind von der individuellen Situation und der Art des Eingriffs abhängig, sie dienen teilweise der Infektionsprophylaxe.

Nach einer Operation wir jeder Patient überwacht. Weitere Maßnahmen dienen dem Ersatz ausgefallener oder ruhiggestellter Organfunktionen, der Schmerzbekämpfung und Thromboseprophylaxe.

3.10 Schmerztherapie

Fragen:

Muss ich nach der Operation große Schmerzen ertragen?
Was wird gegen akute Schmerzen getan?
Wer kümmert sich um mich?

Eine adäquate postoperative Schmerztherapie sollte selbstverständlich sein. Ärzte sind dazu nicht nur ethisch moralisch (Reiter-Theil et al. 2008) verpflichtet sondern auch aufgrund ihrer Berufsordnung (BÄK 2018c). Juristen sehen sogar eine Rechtspflicht des Arztes, deren Unterlassung strafrechtliche Konsequenzen haben kann (DSL 2018). Außerdem ist in der Qualitätsmanagement Richtlinie des GBA vorgeschrieben, dass alle Leistungserbringer ein Schmerzmanagementsystem haben müssen (GBA 2016). Eine gute Schmerztherapie ist wesentliche Voraussetzung für eine schnelle Genesung und trägt zur Reduzierung postoperativer Komplikationen und Langzeitschäden (chronische Schmerzen) bei (AWMF 2014). Dennoch wird über Mängel bei der Schmerztherapie berichtet (AWMF 2014; Freys und Mohr 2014).

Im Krankenhausalltag werden üblicherweise Schmerztherapie- Standards vorgehalten. Da das Schmerzempfinden individuell unterschiedlich ist, können derartige Pläne zwar als therapeutische Basis herangezogen werden, ihre Anwendung muss aber ärztlicherseits individuell überprüft werden und es sind Anpassungen vorzunehmen. Außerdem ist gerade nach Operationen zu bedenken, dass Schmerzen ein Symptom einer eingetretenen oder sich anbahnenden Komplikation sein können. Es muss unverzüglich mit einer adäquaten Schmerztherapie reagiert werden, aber im Fall einer unerklärten Schmerzhaftigkeit auch entsprechend diagnostiziert werden. Auch aus diesem Grund sollten Patienten die Schmerzempfindung klar zum Ausdruck bringen. Besonders problematisch ist die Situation bei geistig oder kommunikativ eingeschränkten Personen, insbesondere Menschen mit Demenz.

Zu einer optimalen Schmerzbehandlung nach Operationen gehört, dass schon vor dem Eingriff mit den betroffenen Patienten über das voraussichtliche Ausmaß und die Dauer von operationsbedingten Schmerzen gesprochen wird und die Möglichkeiten zur Schmerzbehandlung aufgezeigt werden. Das führt nicht nur zur Beruhigung der Patienten, sondern kann auch den Schmerzverlauf nach einer Operation positiv beeinflussen. Außerdem sollten

Operateur und Anästhesist darüber informiert sein, ob bei einem Patienten schon vor der Operation Schmerzen bestehen.

In zunehmendem Maß werden Schmerzmessungen vorgenommen. Dazu wird meistens eine nummerische Skala (von 0–10) verwendet. Der Patient wird nach seiner Einschätzung befragt: 0 bedeutet keine Schmerzen, 10 stärkste vorstellbare Schmerzen. Die Aussagekraft dieser subjektiven Einschätzung ist erstaunlich gut. Angaben einer Schmerzintensität von 1–4 gelten als leichte Schmerzen, von 5–6 als mittelstarke und von 7–10 als starke Schmerzen. Therapeutisch sollte ab Werten von 3 oder 4 eingeschritten werden. Ist aufgrund mangelnder Kooperationsfähigkeit (z. B. Demenz) ein Patient nicht in der Lage zur Mitarbeit bei der Skalierung, müssen Verhaltensmerkmale, wie Ruhelosigkeit, Weinen, Unruhe, vermehrte Aktivität etc. berücksichtig werden (Freys und Mohr 2014).

Die Schmerztherapie nach einer Operation besteht nicht nur in der Gabe von Schmerzmitteln (Analgetika). Es können auch nicht medikamentöse Verfahren, wie Physiotherapie, Akupunktur und psychologische Verfahren schmerzlindernd sein (Freys und Mohr 2014).

In der Regel wird jedoch eine medikamentöse Behandlung angewendet. Dabei ist zwischen regionalen Maßnahmen am Ort des Schmerzgeschehens in Form von Lokal- oder Regionalanästhesie und der systemischen Arzneimittelgabe entweder intravenös oder in Tabletten-/Tropfenform zu unterscheiden. Die regionalen Verfahren entsprechen weitgehend denjenigen, die auch im Rahmen der Narkose angewendet werden (Abschn. 3.7).

Bei der systemischen Therapie kommt gewöhnlich ein Stufenplan zum Einsatz. Dabei wird als Basistherapie ein Präparat aus der Gruppe der Schmerzmedikamente ohne morphiumartige Wirkung (Nicht-Opioid-Analgetikum) eingesetzt, am häufigsten Metamizol (z. B. Novalgin) oder Paracetamol. Weitere Substanzen dieser Gruppe sind Acetylsalicylsäure, Diclofenac, Ibuprofen und Indometazin. Diese Basismedikation wird nach einem festen Zeitschema zum Beispiel alle 8 Stunden gegeben, unabhängig davon, ob der Patient Schmerzen angibt oder nicht.

Die Basismedikamente reichen nach größeren Eingriffen oft nicht aus, so dass zusätzlich ein Mittel mit Morphium-Wirkung (Opioid-Analgetikum) – ebenfalls in festen Zeitabständen – verabreicht werden muss. Dabei gibt es schwächere und stärker wirkende Präparate mit entsprechenden Nebenwirkungen wie Übelkeit, Müdigkeit und Darmverstopfung sowie einer gewissen Suchtgefahr.

In Kombination mit der Basis-Therapie kann die Dosis der Opioid-Analgetika bis zu 50 % reduziert werden, was bei gleicher oder sogar besserer Schmerzbekämpfung die Nebenwirkungen deutlich reduziert. Klassische Beispiele für die Opioid-Analgetika sind die Medikamente Valoron, Dipidolor, Oxygesic und Targin. Werden diese starken Medikamente zu hoch dosiert, können Atemprobleme, starke Schläfrigkeit und Erbrechen zu den schon oben erwähnten Nebenwirkungen hinzukommen. In der Frühphase nach einer Operation werden die Schmerzmittel meistens über eine Venenkanüle verabreicht. Später kann dann oft auf Tabletten/Tropfen umgestellt werden.

In vielen Kliniken wird die „patientenkontrollierte Analgesie" (PCA) angewendet. Darunter ist zu verstehen, dass sich der Patient seinen individuellen schmerzbedingten Bedürfnissen entsprechend selbst die Schmerzmedikamente zuführt. PCA kann mit Tabletten oder Tropfen, die dem Patienten in definierten Mengen am Krankenbett zur Verfügung gestellt werden (orale PCA) oder Infusionen (intravenöse PCA) durchgeführt werden. Bei der oralen PCA entscheidet der Patient nach adäquater Aufklärung selber, wann und wie oft bzw. in welchen Abständen er eine vorgegebene Schmerzmitteldosis einnimmt. Bei der viel häufiger angewendeten intravenösen PCA wird das Schmerzmittel mithilfe speziell programmierter Infusionspumpen bei fest eingestellter Verabreichungsmenge (Dosis) über einliegende Venenkatheter zugeführt. Per Knopfdruck kann der Patient die voreingestellte Menge abrufen. Die Pumpen sind so programmiert, dass eine mengenmäßige und zeitliche Begrenzung vorliegt, damit keine Überdosierung vorkommen kann. Der Patient kann je nach subjektivem Bedarf in einem bestimmten Zeitraum durch mehrfachen Knopfdruck eine bestimmte Maximaldosis abrufen ohne die Gefahr der Überdosierung. Das Verfahren wird schon vor dem Eingriff mit dem Patienten besprochen und beginnt unmittelbar nach der Operation, beispielsweise schon im Aufwachraum.

Bei größeren Bauch- und Brustoperationen wird sehr gerne ein Periduralkatheter (Abschn. 3.7) eingelegt, über den nach der Operation die Schmerztherapie durchgeführt wird. Ähnlich wie während der Narkose kann durch die fortgesetzte Verabreichung von Medikamenten über den Periduralkatheter eine erhebliche Reduktion der systemischen Schmerzmittelgabe erreicht werden. Damit entfallen die Nebenwirkungen bei gleichzeitiger positiver Beeinflussung des autonomen Nervensystems (Abschn. 3.7). Das führt zu verbesserten Organfunktionen und senkt die Komplikationsrate. Sofern man vor größeren Eingriffen nicht auf diese Möglichkeit angesprochen wird, sollte danach gefragt werden. Es gibt aber Situationen (z. B. Einnahme von Blutverdünnern), in denen die Methode nicht angewendet werden darf.

Damit die Patienten eine optimale Schmerzbehandlung erhalten, ist bei vielen Kliniken ein sogenannter „Akutschmerzdienst" (acute pain service = APS) eingerichtet, der meistens von der Anästhesie organisiert wird. Die hierfür zuständigen Ärzte und Pflegekräfte besuchen regelmäßig alle Patienten mit PCA und/oder Periduralkatheter. Sie überprüfen die Wirkung der eingestellten Dosis und korrigieren oder ergänzen diese falls nötig. Der akute Schmerzdienst kann auch bei plötzlichen und unvorhergesehenen Schmerzepisoden gerufen werden. Während der üblichen Arbeitszeit sind vielerorts dafür bestimmte Mitarbeiter abgestellt, nachts und am Wochenende ist diese Tätigkeit dem Bereitschaftsdienst zugeordnet. Da diese Mitarbeiter in der Zeit aber auch andere Aufgaben wahrnehmen müssen, kann es im Einzelfall länger dauern, bis der Schmerzdienst zur Verfügung steht. Deshalb ist die Schmerzbehandlung vorausschauend gut zu planen. Schließlich ist selbstverständlich auch jeder Operateur für eine adäquate Schmerzbehandlung seiner Patienten verantwortlich, unabhängig davon, wie der Schmerzdienst in seiner Klinik organisiert ist.

Antworten:

Auch nach größeren Operationen muss niemand starke Schmerzen ertragen. Durch die verschiedenen Medikamente und Methoden können stärkere Schmerzen fast immer beseitigt beziehungsweise verhindert werden.

Schmerzmittel werden über den Mund, intravenös oder über einen Rückenmarkskatheter zugeführt. Kombinationen verschiedener Präparate verstärken die Wirkung bei gleichzeitiger Reduktion der Nebenwirkungen.

Fast alle Kliniken haben Schmerztherapie-Standards, die routinemäßig angewendet werden. Bei der PCA wird die Dosierung vom Patienten bestimmt. Viele Krankenhäuser haben einen speziellen Schmerzdienst.

3.11 Chirurgie und Schwangerschaft

Fragen:

Sind Operationen in der Schwangerschaft gefährlich?
Wann muss in der Schwangerschaft operiert werden?
Welche Methoden werden angewendet?

Während der Schwangerschaft müssen sich bis zu 2 % der Frauen einer Operation wegen einer Veränderung, die nicht im Zusammenhang mit der Schwangerschaft steht, unterziehen. Dementsprechend werden in Deutschland jährlich bis zu 13.000 Operationen bei Schwangeren durchgeführt. Dabei wird meistens (44 %) der Wurmfortsatz (Blinddarmoperation) oder die Gallenblase (22 %) entfernt. Hinzu kommen Eingriffen am Eierstock, nach Unfällen oder wegen bösartiger Leiden (Schmutz und Bürkle 2017).

Das Risiko dadurch eine Fehl- oder Frühgeburt zu erleiden wird insgesamt mit 1 bis 8 % angegeben (Juhasz-Böss et al. 2014; Pearl et al. 2011).

Weniger der chirurgische Akt als vielmehr die Narkose sind dabei von besonderer Problematik. Der Anästhesist muss nicht nur für die optimale Aufrechterhaltung der mütterlichen, sondern auch der kindlichen Vitalfunktionen sorgen, damit die Schwangerschaft intakt bleibt. Dazu müssen alle möglichen Auswirkungen der verabreichten Narkosemittel beachtet werden ebenso wie die in Narkose relevanten Veränderungen im mütterlichen Körper bei Atmung und Gasaustausch, am Herz-/Kreislaufsystem, im Blut, am Magen-Darmtrakt und an den Nieren (Abschn. 3.7). Im mittleren Drittel der Schwangerschaft (3.–6. Monat) ist das Risiko schädlicher Auswirkungen von Narkose und Operation auf das Kind und die Gefahr einer Fehl- oder Frühgeburt am geringsten, so dass – falls der Eingriff nicht bis nach dem Ende der Schwangerschaft hinausgezögert werden kann- in dieser Phase operiert werden sollte (Juhasz-Böss et al. 2014; Hecker et al. 2012; Schmutz und Bürkle 2017). Andererseits dürfen Notoperationen auch in der Schwangerschaft nicht verzögert werden.

Sofern von der Art des Eingriffs her möglich, wird zu einer Regionalanästhesie geraten, obwohl die Überlegenheit dieses Verfahrens bei Schwangeren bisher nicht eindeutig nachgewiesen werden konnte (Schmutz und Bürkle 2017). Ohnehin ist bei den häufigsten Operationen (s. o.) keine regionale Anästhesie möglich.

Auch bei Schwangeren wird zunehmend in endoskopischer Technik (Abschn. 3.8) operiert. Insbesondere gilt das für die Gallenblasenoperation, bei der die Schlüssellochtechnik auch während der Schwangerschaft und unabhängig vom Alter des ungeborenen Kindes als Methode der Wahl gilt (Juhasz-Böss et al. 2014; Hecker et al. 2012; Schmutz und Bürkle 2017). Für die Blinddarmoperation wurde allerdings in mehreren Fallserien eine erhöhte Fehlgeburtenrate bei endoskopischem Vorgehen beschrieben, so dass hier eher das offene Vorgehen mit Leibschnitt empfohlen wird (Juhasz-Böss et al. 2014; Schmutz und Bürkle 2017). Die vorliegenden Daten sind jedoch nicht ganz einheitlich (Juhasz-Böss et al. 2014). Außerdem steht dem besseren Abschneiden der offenen Technik hinsichtlich der Fehlgeburtenrate möglicherweise eine höhere Rate an Frühgeburten entgegen (Juhasz-Böss et al. 2014; Hecker et al. 2012; Schmutz und Bürkle 2017).

Grundsätzlich sollte vor jedem Eingriff in der Schwangerschaft eine Untersuchung durch einen erfahrenen Gynäkologen erfolgen. Außerdem sollte der Eingriff nur in solchen Einrichtungen erfolgen, die über interdisziplinäre Erfahrungen in der operativen Behandlung Schwangerer verfügen und auch mit der Durchführung von geburtshilflichen Maßnahmen vertraut sind. Zudem sind hinreichende Kenntnisse der Frühgeborenenmedizin (Neonatologie) unerlässlich.

Während der Schwangerschaft auftretende schmerzhafte Schwellungen in der Leiste sind meistens Folge einer Krampfaderbildung am Mutterband und kein Leistenbruch (Lechner et al. 2014). Mit einer Farbultraschalluntersuchung ist die Diagnose leicht zu stellen. Derartige Veränderungen bilden sich nach der Geburt des Kindes zurück, treten aber bei einer weiteren Schwangerschaft gewöhnlich wieder auf. Nabel- und Leistenbrüche sollen – sofern keine Notlage dazu zwingt – erst nach der Schwangerschaft und Rückbildung der gedehnten Bauchwand angegangen werden (The British Hernia Center 2018). Oft sind diese Bindegewebsbrüche dann aber nicht mehr festzustellen, so dass auch keine Veranlassung zur Operation mehr besteht. Außerdem ist gewöhnlich ein während der Schwangerschaft bestehender Leisten- oder Nabelbruch kein Hindernis für eine normale Geburt und erfordert nicht zwangsläufig einen Kaiserschnitt (British Hernia Center 2018). Die Situation muss aber mit dem erfahrenen Geburtshelfer und eventuell auch einem Chirurgen besprochen werden.

Narkose und Operation können zu einer vorübergehenden Minderung der Wirksamkeit von Medikamenten führen. Wird bei einem Eingriff eine Veränderung am Verdauungstrakt (z. B. im Rahmen der Adipositas-Chirurgie oder bei Krebsoperationen) vorgenommen, ist von einer dauerhaften Beeinträchtigung der Wirkung aller über den Mund aufgenommenen Arzneimitteln auszugehen. Das gilt auch für Ovulationshemmer (Antibabypille).

Antworten:

Operationen während der Schwangerschaft können Fehl- und Frühgeburten verursachen. Am sichersten sind Eingriffe im mittleren Schwangerschaftsdrittel.

Blinddarm- und Gallenblasenoperationen sind am häufigsten. Leisten- und Nabelbruchoperationen sind dagegen fast nie erforderlich.

Gallenblasenoperationen werden auch in der Schwangerschaft vorzugsweise endoskopisch durchgeführt, bei der Appendektomie ist möglicherweise die offene Operationstechnik vorteilhaft.

3.12 Tumorchirurgie und Palliativmedizin

Fragen:

Wodurch unterscheiden sich gut- und bösartige Tumoren?
Welche Behandlungsmöglichkeiten bestehen?
Wie gut ist die Tumortherapie bei uns?
Was ist Palliativmedizin?
Brauche ich eine Patientenverfügung?

Fast eine halbe Million Menschen erkrankt jährlich in Deutschland an Krebs (RKI 2017). Viele der betroffenen Patienten müssen operiert werden, weil eine Heilungschance nur besteht, wenn der Tumor entfernt werden kann. Entstammen die Geschwülste dem Bindegewebe (Fettgewebe, Muskeln, Sehnen) oder den Knochen und den Blutgefäßen, spricht man von Sarkomen, andernfalls von Karzinomen. Für das chirurgische Vorgehen gelten bei den verschiedenen Tumoren ähnliche Prinzipien, die auf den typischen Kriterien der Bösartigkeit, dem örtlich aggressiven Wachstum bis in Nachbarstrukturen hinein und einem hohen Rückfallpotential sowie der Ausbildung von Tumorabsiedlungen (Metastasen) beruhen.

Der kleinste lebende Baustein des menschlichen Organismus ist die Zelle. Sie enthält in ihrem Kern die Erbsubstanz (DNA), die z. T. individuell sehr verschieden und somit hoch spezifisch ist (genetischer Fingerabdruck), andererseits aber auch sicherstellt, dass bei der Zellteilung immer wieder genau die gleiche Zelle entstehen kann. Ständig finden im Körper unzählige Zellteilungen statt, durch die verbrauchte, absterbende Zellen ersetzt werden – eine wesentliche Grundlage des Lebens. Die in den Zellen enthaltene Erbsubstanz (DNA) wird dabei „kopiert". Ist diese genetische Substanz instabil, wird sie durch äußere Einflüsse verändert (z. B. Strahlung) oder ändert sie sich spontan, können andere Zellen mit neuen Eigenschaften entstehen. Schlimmstenfalls führt diese Veränderung zu unkontrollierten, überschießenden Zellteilungen und damit unkontrollierter Gewebsvermehrung. So entstehen Tumore.

Dabei können entweder gleich hochaggressive, wahllos in die Umgebung einwachsende Gebilde entstehen, oder es entwickeln sich zunächst noch harmlose Veränderungen, wie beispielsweise gutartige Darmpolypen. Werden sie rechtzeitig vollständig entfernt, ist das damit verbundene Problem gelöst, es entsteht kein weiterer Schaden. Andernfalls kann sich auch daraus früher oder später ein Karzinom entwickeln. Allen bösartigen Tumoren ist gemein (und das unterscheidet sie von gutartigen Tumoren), dass sich – allerdings in sehr unterschiedlichem Ausmaß – Zellen abspalten können, die dann über die Lymphbahnen oder mit dem Blut abtransportiert werden, um sich anderenorts einzunisten, z. B. in Lymphknoten oder anderen Organen. Dort verursachen sie ein neues Tumorwachstum, ähnlich dem Gebilde, von dem sie abstammen. So entstehen Lymphknoten- und Organmetastasen, unter Umständen weit weg vom Primärtumor.

Das Ausmaß der Bösartigkeit dieser Zellen hängt davon ab, wie sehr sich die Tumorzelle von ihrer Ursprungszelle entfernt hat. Je mehr die Tumorzellen ihrer Ursprungszelle ähneln, desto „gutmütiger" – aber natürlich trotzdem bösartig – ist der Tumor. Man spricht dann von einem differenzierten Karzinom. Damit soll ausgedrückt werden, dass die Zellen zwar eindeutige Zeichen der Bösartigkeit besitzen, aber morphologisch eben auch noch Teile der Ursprungszelle zu erkennen sind. Undifferenzierte Karzinome weisen dagegen nur noch Zeichen der Bösartigkeit, aber kaum Zeichen der Ursprungszelle auf und können daher oft nur aufgrund der Lokalisation des Tumors einem Organ zugeordnet werden. Es kommt auch vor, dass in einem Organ ein Tumor festgestellt wird, dessen Zellen mit diesem Organ nichts gemein haben und gar nicht zu dem Organ passen. Dann ist davon auszugehen, dass es sich um die Absiedlung eines anderen Tumors handelt, der unter Umständen gar nicht zu diagnostizieren ist. Man spricht in diesem Fall von einem Karzinom unbekannter Abkunft (CUP = Carcinoma of Unknown Primary).

Undifferenzierte Zellen wachsen lokal aggressiver, infiltrieren schneller die Umgebung einschließlich der Nachbarorgane und metastasieren heftiger. Es gibt 3 Abstufungen des Differenzierungsgrades eines Tumors: hoch differenziert, mäßig differenziert und undifferenziert. Man bezeichnet diese Einteilung als Grading (G1 – G3). Kleine undifferenzierte Tumore können – müssen aber nicht – sehr frühzeitig metastasieren, und große, dann meistens differenzierte Tumoren können – müssen aber nicht – lange Zeit keine Metastasen bilden. Es gibt auch Tumoren, die kaum zur Metastasierung neigen (z. B. Liposarkome), aber örtlich äußerst aggressiv wachsen und in hohem Maße dazu neigen, nachzuwachsen, selbst wenn sie (vermeintlich) vollständig und „im Gesunden" entfernt wurden. Diese tumorbiologischen Eigenschaften sind bei der Therapieplanung und dem operativen Vorgehen zu beachten.

In zunehmendem Maße werden darüber hinaus tumorspezifische und patienteneigene Faktoren aufgefunden, die zusätzliche Informationen über den Verlauf einer Tumorerkrankung geben können. So konnte bereits vereinzelt gezeigt werden, dass aufgrund bestimmter Konstellationen bei einem fortgeschrittenen Tumor Operation und Zusatzmaßnahmen (Chemo-/Strahlen-/Immuntherapie) erfolgreich sein können, während andererseits bei vermeintlichem Frühstadium kaum Hoffnung auf ein gutes Behandlungsergebnis besteht. Die Möglichkeiten dieser „personalisierten Medizin" sind sicher noch nicht ausgeschöpft und spielen bisher nur bei wenigen Patienten eine Rolle. Der Ansatz ist aber vielversprechend (Bruns 2016; DKG 2018; Siegmund-Schulze 2011).

Dessen ungeachtet bestehen für die meisten Tumorarten klare stadienabhängige Behandlungsstrategien. Wie im Einzelfall vorzugehen ist, wird heute üblicherweise in interdisziplinären Tumorkonferenzen (Tumorboard) festgelegt. Daran nehmen spezialisierte Ärzte der Disziplinen teil, die prinzipiell in die Behandlung einzubeziehen sind. Das sind neben den Operateuren Anästhesisten (zur Beurteilung des Narkoserisikos), Radiologen (zur differenzierten Beurteilung der Röntgendiagnostik), Pathologen (zur Tumortypisierung), Strahlentherapeuten (zur Beurteilung der Aussichten prä- oder postoperativer Strahlentherapie), Onkologen (zur Beurteilung der Möglichkeiten einer Chemo-

und/oder Immuntherapie) und weitere Fachärzte (z. B. Gastroenterologe, Lungenfacharzt, Leberspezialist etc.) als Kernteam. Je nach individueller Situation können weitere Spezialisten hinzugezogen werden, wenn ihre Meinung beispielsweise bei fachgebietsüberschreitenden Tumoren gefragt ist (z. B. Gynäkologe, Urologe, Lungenchirurg, Gefäßchirurg, plastischer Chirurg). Durch diesen multidisziplinären Ansatz wird eine optimale Therapieplanung sichergestellt und die bestmögliche Nachbehandlung nach einer Operation (Abschn. 2.1.4).

Je nach Art, Lokalisation und Stadium eines Tumors wird entweder gleich operiert oder zuerst eine Bestrahlung und/oder Chemotherapie durchgeführt. Dadurch können Tumore verkleinert und somit besser operabel gemacht werden, so dass die Gesamtprognose günstiger wird (neoadjuvante Behandlung). Manchmal können so auch ursprünglich inoperable Geschwülste in eine operable Situation überführt werden.

Vom Ergebnis der pathologischen Untersuchung des entfernten Gewebes (Tumor, ggf. Lymphknoten etc.), d. h. von dem dabei festgestellten Tumorstadium und der Tumorart, hängt ab, ob weitere unterstützende (adjuvante) Maßnahmen (Chemo-/Strahlentherapie oder beides in Kombination, Immuntherapie) angezeigt sind.

Bei den meisten Tumoren erfolgt die Stadieneinteilung nach dem **TNM-System**. Dabei steht **T** für Tumor und beschreibt in 4 Abstufungen (T1 – T4) das Ausmaß des lokalen Tumorwachstums mit Befall der Organschichten und dem Verlassen der Organgrenzen und Infiltration des umgebenden Gewebes bzw. von Nachbarorganen. **N** steht für Nodulus, damit sind die Lymphknoten gemeint, und beschreibt in 4 Stufen (N0–N3) Anzahl und räumliche Lage (in Bezug zum Tumor) eventuell befallener Lymphknoten. **M** steht für Metastasen, wobei dokumentiert ist, ob solche nicht vorhanden (M0) oder vorhanden (M1) sind. Je höher ein Tumor in diesen Kategorien einzustufen ist, desto fortgeschrittener und damit gefährlicher ist er. Zusammen mit dem oben genannten Grading lässt sich so ganz gut der Charakter, aber auch die Prognose eines Tumors beschreiben.

Strahlen- und Chemotherapie haben den Nachteil, dass durch ihre Anwendung prinzipiell auch unbeteiligtes, gesundes Gewebe in Mitleidenschaft genommen werden kann. Die Zielgenauigkeit der modernen Strahlengeräte verhindert das weitgehend. Außerdem besteht bei bestimmten Situationen auch die Möglichkeit einer intraoperativen Bestrahlung während der Operation am offenen Körper, was mit besonderer Präzision verbunden ist, aber auch eine sehr aufwendige spezielle Infrastruktur erfordert, die nur an wenigen Institutionen vorhanden ist. Schließlich können auch radioaktive Substanzen in den Körper eingebracht werden, die nachfolgend sukzessive ihre Strahlen abgeben und so auf den Tumor einwirken können (sog. Afterloading). Auch bei der Chemotherapie geht die Entwicklung weitgehend dahin, dass immer weniger Nebenwirkungen bei besser Reduktion des Tumorwachstums erreicht wird.

Die Überlebensaussichten für Krebspatienten in Deutschland haben sich in den letzten 30 Jahren erheblich erhöht (RKI 2017). Die Therapieergebnisse hierzulande zählen zu den besten weltweit (DKFZ 2014). Viele der betroffenen Patienten leben heute wesentlich länger als früher und es besteht oft sogar eine Chance auf eine normale Lebenserwartung (DKFZ 2014; RKI 2017). Zudem hat der medizinische Fortschritt dazu geführt, dass die Radikalität der Operationen reduziert werden konnte und verstümmelnden Maßnahmen beziehungsweise solche mit nachfolgend erheblicher Einschränkung der Lebensqualität seltener erforderlich sind. Stattdessen ermöglichen begrenztere Eingriffe in Kombination mit den zusätzlichen Maßnahmen oft gleichgute oder sogar bessere Ergebnisse. Typische Beispiele sind der Brusterhalt beim Brustkrebs, der Schließmuskelerhalt beim Mastdarmkrebs oder der Extremitätenerhalt bei Knochen- und Weichteiltumoren.

Auch bei einem fortgeschrittenen Tumorleiden ohne Aussicht auf Heilung können operative Maßnahmen angezeigt sein, um das Überleben unter akzeptablen Lebensbedingungen zu verlängern, z. B. durch eine Tumorverkleinerung als Vorbereitung einer Radio-/Chemotherapie. Auch kann eine Operation nötig sein, um kurzfristig eingetretene Akutzustände wie einen Darmverschluss zu beseitigen. Dabei sind immer die Risiken des Eingriffs und seine möglichen Folgen gegen den zu erwartenden Nutzen aufzuwiegen.

Die in Deutschland sehr weit entwickelte **Palliativmedizin** (lat. palliare = umhüllen) widmet sich im Besonderen diesen Patienten und sorgt dafür, dass die Betroffenen optimal begleitet werden. Ihre zentralen Anliegen sind die Symptomenkontrolle (z. B. Atemnot, Übelkeit, Depression) und die Schmerzbekämpfung (AWMF 2015b). Dadurch wird das Leiden der Patienten begrenzt und oft in ein gut erträgliches Maß reduziert, auch unter Einsatz starker und immer stärkerer Medikamente. Dabei wird akzeptiert, dass die Nebenwirkungen dieser Arzneien möglicherweise im Endstadium zu einem früheren Ableben des Patienten führen, alles unter der Zielsetzung einer Reduktion bzw. Vermeidung starken Leidens (indirekte Sterbehilfe). Sofern dieses Vorgehen dem erklärten oder mutmaßlichen Patientenwillen entspricht, ist es zulässig (BGH 1996; Deut. Stiftung Patientenschutz 2018). Das gilt auch für die „passive Sterbehilfe" durch Unterlassen, Begrenzen oder Beenden einer medizinischen Maßnahme (BGH 2009).

Für den Fall, dass ein Patient nicht mehr selbst entscheiden kann, muss sein mutmaßlicher Wille ermittelt werden (Deut. Stiftung Patientenschutz 2018). In der Praxis kann das für Ärzte und Angehörige sehr schwierig und belastend sein. Deshalb sollte jeder rechtzeitig in einer entsprechenden Patientenverfügung für den Fall einer irgendwann später nicht mehr bestehenden Einwilligungsfähigkeit klar seine eigenen Vorstellungen zu Ausdruck bringen.

Hilfestellungen dazu gibt zum Beispiel das Bundesjustizministerium (BMJV 2018) und das Zentrum für angewandte Ethik (2018), über dessen Internetseite auch entsprechende Vordrucke zu erhalten sind.

Palliativmedizin grenzt sich klar von aktiver Sterbehilfe ab (AWMF 2015b; Deut. Stiftung Patientenschutz 2018), die in Deutschland – im Gegensatz zu anderen Ländern – verboten ist (BRD Strafgesetzbuch 2017e). Sie trägt vielmehr dazu bei, Situationen zu vermeiden, in denen eine aktive Sterbehilfe als letzter Ausweg angesehen wird. Dabei ist auch zu bedenken, dass Ärzte (und andere Personen), die aktive Sterbehilfe praktizieren, unter Umständen schwer daran zu tragen haben (persönliche Mitteilung eines holländischen Arztes) und manche Patienten vielleicht nicht aus wirklich eigenem Antrieb darum bitten, sondern dem Gefühl (und vielleicht der so empfundenen Erwartung), anderen nicht weiter zur Last fallen zu dürfen (Zeit online 2018).

> **Antworten:**
>
> **Tumoren entstehen durch unnatürliche Gewebsvermehrung aufgrund von Zellveränderungen. Bei Bösartigkeit ist dieses Wachstum besonders aggressiv und es können sich Metastasen bilden.**
>
> **Bei den meisten Tumoren muss operiert werden. Oft wird zusätzlich eine Strahlen- und/oder Chemotherapie durchgeführt. Das individuelle Vorgehen wird interdisziplinär festgelegt.**
>
> **Die Tumorbehandlung in Deutschland wir ständig besser und hat weltweit einen Spitzplatz erreicht.**
>
> **In der Palliativmedizin werden die bei einem unheilbaren, fortgeschrittenen Tumorleiden auftretenden Beschwerden unter Ausschöpfung aller sinnvollen therapeutischen Maßnahmen behandelt. Das hilft vielen Betroffenen sehr. Die Palliativmedizin ist bei uns sehr weitreichend entwickelt und etabliert.**
>
> **Jeder Erwachsene sollte eine Patientenverfügung besitzen.**

3.13   Transplantationsmedizin

> **Fragen:**
>
> **Wie wird sichergestellt, dass Organe erst nach dem Tod entnommen werden?**
> **Was ist eine Lebendspende?**
> **Werden die Organe gerecht verteilt?**
> **Wo bekomme ich einen Organspendeausweis?**

In Deutschland wurden im Jahre 2017 insgesamt 3385 Organtransplantationen vorgenommen (DSO 2018). Dabei handelte es sich in 618 Fällen um eine Lebendorganspende und in 2765 Fällen um eine postmortale Spende,

d. h. die Organe wurden nach Feststellung des Hirntods bei dem Spender entnommen. In 2 Fällen fand eine sogenannte Dominospende statt, bei der ein Organ, das versagt hat, entnommen und durch ein gespendetes Organ ersetzt wurde, jedoch Teile des entnommenen Organs (z. B. Herzklappen, Leberteile) einer weiteren Person transplantiert wurden (DSO 2018). Dem ist die Anzahl von über 10.000 Menschen, die auf der Warteliste stehen und dringend eine Organtransplantation benötigen, entgegenzustellen (DSO 2018).

Seit 2010 ist ein deutlicher Rückgang der Transplantationen um ca. 25 % festzustellen und zwar in erster Linie bei der Organspende nach dem Hirntod, aber auch bei der Lebendspende. Erste Zahlen aus 2018 zeigen aber erstmals wieder einen Anstieg (DSO 2018). Massive Hirnblutungen und akuter Sauerstoffmangel im Gehirn sind die häufigsten Todesursachen der Organspender, nur in 15 % lag ein Schädelhirntrauma zugrunde (DSO 2018). Zahlreiche Menschen versterben jedes Jahr, weil sie nicht rechtzeitig ein Spenderorgan erhalten. In Tab. 3.4 ist die Anzahl der im Jahr 2017 transplantierten Organe aufgelistet.

Insgesamt wurden seit 1963 (bis 2017) in Deutschland 131.356 Organtransplantationen (ohne Dünndarm) durchgeführt (Tab. 3.5).

Organübertragungen sind in Deutschland durch das Transplantationsgesetz geregelt (BRD 2017f). Darin ist die Umsetzung durch bestimmte unabhängige Institutionen vorgeschrieben. Die Bereiche Organspende, Organvermittlung und Organübertragung sind organisatorisch und personell streng

Tab. 3.4 Organtransplantationen im Jahr 2017 in Deutschland (nach DSO 2018)

Organ	Transplantationen (Lebendspende)	Warteliste* (31.12.2017)
Herz	257	724
Lunge	309	391
Niere	1921 (567)	7924
Leber	823 (61)	1086
Bauchspeicheldrüse	72	296
Dünndarm	3	?

*Transplantable Patienten

Tab. 3.5 Organtransplantationen in Deutschland 1963–2017 (nach DSO 2018)

Organ	N
Herz	12.772
Lunge	5880
Leber	24.561
Niere	84.310
Bauchspeicheldrüse	3833
Dünndarm	ca. 100

voneinander getrennt. Jeder dieser Bereiche ist bei einer anderen Institution angesiedelt.

Die postmortale Organspende (Spende nach dem Tod) wird durch die Deutsche Stiftung Organtransplantation (DSO) koordiniert (2018). Die Organvergabe nach medizinischen Auswahlkriterien wird von der Gemeinnützigen Stiftung Eurotransplant mit Sitz in Leiden/Niederlande geregelt (2018). Die Transplantationen finden in Transplantationszentren statt (BRD 2017f; BZgA 2018).

Die DSO unterstützt den reibungslosen Ablauf der Organspende unter Einhaltung der verschiedenen, von der Ärztekammer herausgegebenen Richtlinien, insbesondere auch derjenigen zur sicheren Hirntodfeststellung (BÄK 2015, 2017b; DSO 2018). Sie koordiniert die Zusammenarbeit zwischen den Transplantationszentren und den Entnahmekrankenhäusern und dokumentiert den Transplantationsprozess einschließlich der Ergebnisqualität (DSO 2017). Sie unterstützt die Überwachungskommissionen bei der Prüfung der Einhaltung aller Regelungen im Zusammenhang mit der Organentnahme (DSO 2018). Außerdem fördert sie die Organspendebereitschaft der Bevölkerung. Als Spender kommen aber nur solche Personen infrage, deren Organe hinreichend funktionstüchtig sind und ohne Risiken für den Empfänger übertragen werden könne (DSO 2018).

Eurotransplant (2018) vermittelt die Organe nicht nur in Deutschland, sondern auch in einigen Nachbarländern, so dass die Chancen ein immunologisch passendes Organ zu bekommen, größer sind und falls nötig auch schneller transplantiert werden kann. Deutschland erhält mehr Organe aus den anderen Ländern als in diese Nachbarstaaten abgegeben werden (DSO 2018). Die Spenderorgane werden nach festgelegten Kriterien an die Patienten auf der Warteliste vergeben (BÄK 2017b). Für die einzelnen Organe bestehen unterschiedliche Vermittlungskriterien, bei denen Erfolgsaussicht und Dringlichkeit im Vordergrund stehen. Die Bundesärztekammer hat entsprechend dem Transplantationsgesetz hierzu Richtlinien erlassen (2017). Weitere Details über die Vergabekriterien und den Ablauf einer Organspende sind bei der DSO (2018) und über die Bundeszentrale für gesundheitliche Aufklärung (2018) zu erhalten.

Die Organübertragung erfolgt ausschließlich in dafür zugelassenen und entsprechend ausgestatteten Transplantationszentren. Derzeit führen 46 Kliniken in Deutschland Transplantationen aus (DSO 2018). Die Zentren haben unterschiedliche Schwerpunkte, die jährlichen Fallzahlen unterscheiden sich beträchtlich (DSO 2017). Eine genaue Übersicht wird in den Tätigkeits- und Qualitätsberichte der DSO gegeben (2017). Die Ergebnisse der Organtransplantationen sind gut. Drei Jahre nach der Transplantation leben ca. 70 % der herz-, lungen- oder leber- transplantierten Patienten.

Bei Nieren- und Bauchspeicheldrüsenübertragungen ist eine gute Funktion des Transplantats nach 3 Jahren in 90 bzw. 80 % der Fälle zu erwarten (DSO 2017).

In Deutschland dürfen Organe (derzeit) nur entnommen werden, wenn der Verstorbene zu Lebzeiten in die Organentnahme nach seinem Tod eingewilligt hat oder – falls keine eindeutige Erklärung vorliegt – stellvertretend seine engsten Angehörigen entsprechend dem mutmaßlichen Willen des Verstorbenen hierzu einwilligen (Zustimmungsregelung). In anderen Ländern wird eine Widerspruchsregelung praktiziert. Dabei kommen alle Personen für eine Spende nach dem Hirntod infrage, die nicht ausdrücklich zu Lebzeiten der Organentnahme widersprochen haben. Die Spenderquote ist in diesen Ländern deutlich höher.

Damit keine unnötige Zeit vergeht und auch die ohnehin durch den Tod ihres Angehörigen schon traumatisierten Familienmitglieder nicht noch zusätzlich durch die für sie unter Umständen schwierige Entscheidung zur Organfreigabe belastet werden, sollte jeder, der grundsätzlich mit einer Organentnahme zu Transplantationszwecken einverstanden ist, das auch durch einen Organspendeausweis dokumentieren. Obwohl die meisten Bundesbürger einer Organtransplantation positiv gegenüberstehen, haben nur ca. 35 % einen solchen Spendeausweis. Ein entsprechender Vordruck ist über die DSO (2018) zu erhalten und auch im Anhang zu finden.

Unter der Voraussetzung – und nur dann -, dass für einen potentiellen Organempfänger kein nach dem Tod (postmortal) gespendetes Organ zur Verfügung steht, kann von einem nahen Verwandten oder einer persönlich eng verbundenen Person auch zu Lebzeiten ein Organ (z. B. Niere) oder Organteil (z. B. Leberlappen) gespendet werden (Lebendspende). Dabei müssen jedwede Zwänge oder Abhängigkeiten und finanzielle Anreize ausgeschlossen sein (BRD 2017f).

Antworten:

Es existieren eindeutige Vorschriften und Anleitungen zur sicheren Feststellung des Hirntods. Nur wenn alle Kriterien für den nicht behebbaren Ausfalls der Gesamtfunktion des Großhirns, des Kleinhirns und des Hirnstamms erfüllt sind, erfolgt die Freigabe zur Organentnahme.

Organtransplantationen sind lückenlos durch zahlreiche Gesetze und Richtlinien eindeutig geregelt, deren exakte Einhaltung regelmäßig umfassend überprüft wird. Unregelmäßigkeiten sind weitgehend, aber nicht absolut ausgeschlossen.

Nahe Angehörige dürfen eine Niere oder einen Leberlappen spenden, wenn kein anderes Spenderorgan zur Verfügung steht.

Organspendeausweise sind in jedem Krankenhaus und über viele Institutionen des Gesundheitswesens zu beziehen und können auch aus dem Internet heruntergeladen werden. Die Organspendequote ist in Deutschland zu niedrig.

Literatur

Albrecht R, Haase D, Zippel R, Koch H, Settmacher U (2017) Roboter assistierte Chirurgie – Fortschritt oder teures Spielzeug? Matched-Pair-Vergleichsanalyse der roboterassistierten Cholecystektomie vs. der laparoskopischen Cholecystektomie. Chirurg 88:1040–1045

Arbeitsgemeinschaft der Wissenschaftlichen Medizinischen Fachgesellschaften (2009) S3-Leitlinie „Behandlung akuter perioperativer und posttraumatischer Schmerzen". https://www.awmf.org/uploads/tx_szleitlinien/001-025l_S3_Behandlung_akuter_perioperativer_und_posttraumatischer_Schmerzen_abgelaufen.pdf (2009, gültig bis 2014, derzeit in Überarbeitung)

Arbeitsgemeinschaft der Wissenschaftlichen Medizinischen Fachgesellschaften (2015a) S3-Leitlinie Prophylaxe der venösen Thromboembolie (VTE). www.awmf.org/uploads/tx_szleitlinien/003-001l_S3_VTE-Prophylaxe_2015-12.pdf

Arbeitsgemeinschaft der Wissenschaftlichen Medizinischen Fachgesellschaften (2015b) S3-Leitlinie Palliativmedizin für Patienten mit einer nicht heilbaren Krebserkrankung. https://www.awmf.org/uploads/tx_szleitlinien/128-001OL1_S3_Palliativmedizin_2015-07.pdf

Arbeitsgemeinschaft der Wissenschaftlichen Medizinischen Fachgesellschaften (2017) S3-Leitlinie kolorektales Karzinom. https://www.awmf.org/uploads/tx_szleitlinien/021-007OL1_S3_KRK_2017-12_1.pdf

Ärztekammer Nordrhein (1975, zuletzt geändert 2015a) Statut der Gutachterkommission für ärztliche Behandlungsfehler bei der Ärztekammer Nordrhein. https://www.aekno.de/page.asp?pageID=5213

Ärztekammer Nordrhein (2015b) Gutachterkommission für ärztliche Behandlungsfehler. Informationsbroschüre für Patienten. https://www.aekno.de/downloads/aekno/gak-infobroschuere-2015.pdf

Aselmann H, Egberts JH, Beckmann JH, Stein H, Schafmayer C, Hinz S, Reichert B, Becker T (2017) Roboter assistierte pyloruserhaltende Pankreaskopfresektion, Videobeitrag. Chirurg 88:411–420

Barmer EK (2018) Arztreport 2018. https://www.barmer.de/presse/infothek/studien-und-reports/arztreporte/barmer-arztreport-2018-144304

Becker T, Egberts JE, Schafmayer C, Aselmann H (2016) Roboterassistierte Rektumchirurgie: Hype oder Fortschritt? Chirurg 87:567–572

Bruns CJ (2016) Erweiterung des chirurgischen Spektrums durch neue onkologische Therapien. Chirurg 87:369–370

Bundesamt für Strahlenschutz (2017) Ionisierende Strahlung. www.bfs.de/DE/themen/ion/strahlenschutz/grenzwerte/grenzwerte_node.html

Bundesamt für Strahlenschutz (2018) Strahlenempfindlichkeit. https://www.bfs.de/DE/themen/ion/wirkung/strahlenempfindlichkeit/strahlenempfindlichkeit.html

Bundesärztekammer (2014) Querschnittsleitlinie zur Therapie mit Blutkomponenten und Plasmaderivaten. 4. überarbeitete und aktualisierte Auflage. www.bundesaerztekammer.de/fileadmin/user_upload/downloads/QLL_Haemotherapie_2014.pdf

Bundesärztekammer (2015) Richtlinie gemäß § 16 Abs. 1 S. 1 Nr. 1 TPG für die Regeln zur Feststellung des Todes nach § 3 Abs. 1 S. 1 Nr. 2 TPG und die Verfahrensregeln zur Feststellung des endgültigen, nicht behebbaren Ausfalls der Gesamtfunktion des Großhirns, des Kleinhirns und des Hirnstamms nach § 3 Abs. 2 Nr. 2 TPG. https://www.bundesaerztekammer.de/fileadmin/user_upload/downloads/irrev.Hirnfunktionsausfall.pdf

Bundesärztekammer (2017a) Richtlinie zur Gewinnung von Blut und Blutbestandteilen und zur Anwendung von Blutprodukten (Richtlinie Hämotherapie). Gesamtnovelle. www.bundesaerztekammer.de/aerzte/medizin-ethik/wissenschaftlicher-beirat/veroeffentlichungen/haemotherapie-transfusionsmedizin/richtlinie/

Bundesärztekammer (2017b) Richtlinien für die Wartelistenführung und die Organvermittlung gem. § 16 Abs. 1 S. 1 Nrn. 2 u. 5 TPG https://www.bundesaerztekammer.de/richtlinien/richtlinien/transplantationsmedizin/richtlinien-fuer-die-wartelistenfuehrung-und-die-organvermittlung

Bundesärztekammer (2018a) Statistische Erhebung der Gutachterkommissionen und Schlichtungsstellen für das Statistikjahr 2017. http://www.bundesaerztekammer.de/fileadmin/user_upload/downloads/pdf-Ordner/Behandlungsfehler/Behandlungsfehler-Statistik_2017.pdf

Bundesärztekammer (2018b) Adressen der Landesärztekammern. https://www.aekno.de/page.asp?pageID=5213

Bundesärztekammer (2018c) (Muster-)Berufsordnung für die in Deutschland tätigen Ärztinnen und Ärzte. http://www.bundesaerztekammer.de/fileadmin/user_upload/downloads/pdf-Ordner/MBO/MBO-AE.pdf

Bundesgerichtshof (1996) 3 StR 79/96

Bundesgerichtshof (2009) 2 StR 454/09

Bundesministerium der Justiz und für Verbraucherschutz (2018) Patientenverfügung. https://www.bmjv.de/SharedDocs/Publikationen/DE/Patientenverfuegung.pdf?__blob=publicationFile&v=29

Bundesministerium für Gesundheit (2018a) Behandlungsfehler. https://www.bundesgesundheitsministerium.de/themen/praevention/patientenrechte/behandlungsfehler.html

Bundesministerium für Gesundheit (2018b) Ratgeber für Patientenrechte. https://www.bundesgesundheitsministerium.de/fileadmin/Dateien/5_Publikationen/Praevention/Broschueren/Ratgeber_Patientenrechte_bf.pdf

Bundesrepublik Deutschland (2013) Patientenrechtegesetz. http://www.patienten-rechte-gesetz.de/bgb-sgbv/informationspflicht.html

Bundesrepublik Deutschland (2003, zuletzt geändert 2014) Verordnung über den Schutz vor Schäden durch Röntgenstrahlen (Röntgenverordnung – RöV). www.gesetze-im-internet.de/r_v_1987/R%C3%B6V.pdf

Bundesrepublik Deutschland (2001, zuletzt geändert 2017a) Verordnung über den Schutz vor Schäden durch ionisierende Strahlen (Strahlenschutzverordnung – StrlSchV). http://www.gesetze-im-internet.de/strlschv_2001/StrlSchV.pdf

Bundesrepublik Deutschland (2017b) Gesetz zum Schutz vor der schädlichen Wirkung ionisierender Strahlung (Strahlenschutzgesetz – StrlSchG). www.gesetze-im-internet.de/strlschg/StrlSchG.pdf

Bundesrepublik Deutschland (1998, zuletzt geändert 2017c) Gesetz zur Regelung des Transfusionswesens (Transfusionsgesetz, TFG). www.gesetze-im-internet.de/tfg/TFG.pdf

Bundesrepublik Deutschland (2000, zuletzt geändert 2017d) Gesetz zur Verhütung und Bekämpfung von Infektionskrankheiten beim Menschen (Infektionsschutzgesetz – IfSG). www.gesetze-im-internet.de/ifsg/IfSG.pdf

Bundesrepublik Deutschland (1998, zuletzt geändert 2017e) Strafgesetzbuch § 216 Tötung auf Verlangen. https://www.gesetze-im-internet.de/stgb/__216.html

Bundesrepublik Deutschland (1998, zuletzt geändert 2017f) Gesetz über die Spende, Entnahme und Übertragung von Organen und Geweben (Transplantationsgesetz – TPG). http://www.gesetze-im-internet.de/tpg/TPG.pdf

Bundeszentrale für gesundheitliche Aufklärung (2018) Organspende. https://www.organspende-info.de/organ-und-gewebespende/verlauf/vergabe

Dellas C (2014) Kurzlehrbuch Pharmakologie. Urban & Fischer/Elsevier, München

Deutsche Gesellschaft für Krankenhaushygiene (2016) Maßnahmenplan für multiresistente gramnegative Erreger (MRGN) in Gesundheits-/Pflege- und Betreuungseinrichtungen. www.krankenhaushygiene.de/ccUpload/upload/files/hm/2016_HM_04_Massnahmenplan_MRGN.pdf

Deutsche ILCO (2018) Die Selbsthilfegruppe für Menschen mit Stoma und Darmkrebs: Wir sind da! https://www.ilco.de

Deutsche Krebsgesellschaft (2018) Personalisierte Krebsmedizin. Für jeden Patienten die richtige Medizin. https://www.krebsgesellschaft.de/onko-internetportal/basis-informationen-krebs/basis-informationen-krebs-allgemeine-informationen/personalisierte-krebsmedizin.html

Deutsche Schmerzliga (2018) Schmerztherapie. https://schmerzliga.de/schmerztherapie.html

Deutsche Stiftung Organtransplantation (2017) Bundesweite Qualitätsberichte für jedes Organ 2015. https://www.dso.de/dso-news-home/taetigkeits-und-qualitaetsberichte.html

Deutsche Stiftung Organtransplantation (2018) Jahresbericht 2017. https://www.dso.de/dso-news-home/galerie-jahresbericht-2017.html

Deutsche Stiftung Patientenschutz (2018) Sterbehilfe. https://www.stiftung-patientenschutz.de/themen/sterbehilfe

Deutsches Ärzteblatt (2001) Telemedizin: Erstmals transatlantische Operation. Dtsch Ärztebl 98(39):A-2465/B-2125/C-1977

Deutsches Krebsforschungszentrum (2014) Größte weltweite Studie zu Überlebensraten bei Krebs zeigt extreme Unterschiede – Deutschland im internationalen Vergleich weit vorne. https://www.dkfz.de/de/presse/pressemitteilungen/2014/download/dkfz_pm_14_59c.pdf/

Eurotransplant (2018) Über Eurotransplant. https://www.eurotransplant.org/cms/index.php?page=pat_germany

Exner D, Kalff JC, Engekhart S, Exner M (2014) Krankenhaushygienische Herausforderungen durch multiresestente Erreger in der Chirurgie. Allgemein- und Viszeralchirurgie up2date 6:433–448

Feußner H, Wilhelm D (2016) Minimalinvasive Chirurgie und „Robotic surgery": Chirurgie 4.0? Chirurg 87:189–194

Freys SM, Mohr M (2014) Akutschmerztherapie in der Chirurgie. Allgemein- und Viszeralchirurgie up2date, S 59–77

Gemeinsamer Bundesausschuss (2016) Beschluss ‚über eine Qualitätsmanagement-Richtlinie'. § 4 Schmerztherapie. https://www.g-ba.de/downloads/39-261-2434/2015-12-17_2016-09-15_QM-RL_Erstfassung_konsolidiert_BAnz.pdf

Geraedts M (2014) Risikofaktor Krankenhaus. Statement vom 21.01.2014. https://aok-bv.de/imperia/md/aokbv/presse/pressemitteilungen/archiv/2014/krankenhaus_report_2014_pressemappe_210114.pdf

Hecker A, Hecker B, Schwandner T, Hecker M, Weigand MA, Padberg W (2012) Chirurgie bei Patienten mit Vorerkrankungen und Schwangeren. Allgemein- und Viszeralchirurgie up2date 4:232–245

Hoffmeister HM, Darius H, Huber K, Rybak K, Silber S (2010) Unterbrechung antithrombotischer Behandlung (Bridging) bei kardialen Erkrankungen. Kardiologe 4:365–369

Juhasz-Böss I, Solomayer E, Strik M, Raspe C (2014) Abdominaleingriffe in der Schwangerschaft – eine interdisziplinäre Herausforderung. Dtsch Ärztebl Int 111(27–28):465–472. https://www.aerzteblatt.de/treffer?mode=s&wo=17&typ=16&aid=160942&s=Juhasz%2DB%F6ss

Kähler G (2017) NOTES-Operationen in der Viszeralchirurgie. Aktueller Stand. Chirurg 88:664–668

Kisler HJ, Settmacher U (2016) Einführung zum Thema: Roboter assistierte Operationen in der Viszeralchirurgie. Chirurg 87:633–634

Kommission für Krankenhaushygiene und Infektionsprävention beim Robert Koch-Institut (2012) Hygienemaßnahmen bei Infektionen oder Besiedlung mit multiresistenten gramnegativen Stäbchen. www.rki.de/DE/Content/Infekt/Krankenhaushygiene/Kommission/Downloads/Gramneg_Erreger.pdf?__blob=publicationFile

Kommission für Krankenhaushygiene und Infektionsprävention beim Robert Koch-Institut (2014) Empfehlungen zur Prävention und Kontrolle von Methicillinresistenten Staphylococcus aureus-Stämmen (MRSA) in medizinischen und pflegerischen Einrichtungen. www.rki.de/DE/Content/Infekt/Krankenhaushygiene/Kommission/Downloads/MRSA_Rili.pdf;jsessionid=D279E1B0ACD9D2B7B1DA63B-6BE2F57EF.2_cid363?__blob=publicationFile

Kramer A, Piochhammer J, Walger P, Seifert U, Ruhnke M, Harnoss JC (2017) Erregerspektrum postoperativer Komplikationen in der Viszeralchirurgie. Das Problem der Multiresistenz. Chirurg 88:369–376

Kretz F-J, Schäffer J, Terboven T (2016a) Blutkomponenten. In: Anästhesie Intensivmedizin Notfallmedizin Schmerztherapie, 6. Aufl. Springer, Heidelberg, S 170

Kretz F-J, Schäffer J, Terboven T (2016b) Anästhesieverfahren und Methoden der Atemwegssicherung. In: Anästhesie Intensivmedizin Notfallmedizin Schmerztherapie, 6. Aufl. Springer, Heidelberg, S 101–146

Kretz F-J, Schäffer J, Terboven T (2016c) Anästhesie in verschiedenen operativen Disziplinen. In: Anästhesie Intensivmedizin Notfallmedizin Schmerztherapie, 6. Aufl. Springer, Heidelberg, S 229–260

Kretz F-J, Schäffer J, Terboven T (2016d) Die postoperative Phase. In: Anästhesie Intensivmedizin Notfallmedizin Schmerztherapie, 6. Aufl. Springer, Heidelberg, S 261–268

Kulu Y, Büchler MW, Ulrich A (2015) Perioperative Komplikationen des unteren Gastrointestinaltraktes. Prävention, Erkennung, Therapie. Chirurg 86:311–318

Lechner M, Fortelny R, Öfner D, Mayer F (2014) Suspected inguinal hernias in pregnancy – handle with care! Hernia 18:375–379. https://link.springer.com/article/10.1007%2Fs10029-013-1082-y

Lock JF, Wagner J, Luber V, Dietz UA, Lichthardt S, Matthes N, Krajinovic K, Germer C-T, Knop S, Wiegering A (2018) Perioperativer Umgang mit Antikoagulantien. Chirurg 89:95–102

Marxen R (2018) Roboterassistierte Chirurgie im Op.-Saal: Ist da Vinci die Zukunft? https://www.healthrelations.de/roboter-im-op-da-vinci

Medizinischer Dienst des Spitzenverbandes Bund der Krankenkassen (2018) Behandlungsfehler-Begutachtung der MDK-Gemeinschaft Jahresstatistik 2017. https://www.mds-ev.de/fileadmin/dokumente/Pressemitteilungen/2018/2018_06_05/Jahresstatistik_BHF_begutachtung_2017.pdf

Müller MM, Geisen C, Zacharowski K, Ton T, Seifried E (2015) Transfusion von Erythrozytenkonzentraten. Deut. Ärztebl. 112(29–30):509–518. www.aerzteblatt.de/archiv/171319/

Müller-Stich BP, Linke GR, Wagner M, Steinemann DC (2016) Laparoskopische vs. offene Rektumresektion: Onkologisch gleichwertig? Chirurg 87:552–559

Nationale Kontakt- und Informationsstelle zur Anregung und Unterstützung von Selbsthilfegruppen (2014) Profil und Angebote. https://www.nakos.de/data/Materialien/2014/NAKOS-Broschuere-Profil-und-Angebote.pdf

Paul-Ehrlich-Institut (2017) Haemovigilanzbericht. www.pei.de/haemovigilanzbericht/

Pearl J, Price R, Richardson W, Fanelli R (2011) Society of American Gastrointestinal Endoscopic Surgery: guidelines for diagnosis, treatment, and use of laparoscopy for surgical problems during pregnancy. Surg Endosc 25:3479–3492

Pianka F, Mihaljevic AL (2017) Vermeidung postoperativer Infektionen. Evidenzbasierte Prinzipien. Chirurg 88:401–407

Reiter-Theil S, Graf-Baumann T, Kutzer K, Müller-Busch HC, Stutzki R, Traue HC, Willweber-Strumpf A, Zimmermann M, Zenz M (2008) Ethik-Charta der Deutschen Gesellschaft zum Studium des Schmerzes. Der Schmerz 22:191–206

Rink AD, Kauff DW, Paschold M, Vestweber K-H, Lang H, Kneist W (2016) Hybrid-TAMIS totale mesorektale Excision. Neue Perspektive in der Behandlung des distalen Rektumkarzinoms – Technik und Ergebnisse. Chirurg 87:225–232

Robert Koch Institut (2015) Epidemiologisches Bulletin 7/2014. www.rki.de/DE/Content/Infekt/EpidBull/Archiv/2014/Ausgaben/07_14.pdf?__blob=publicationFile

Robert Koch Institut (2017) Krebs in Deutschland für 2013/2014. https://www.krebsdaten.de/Krebs/DE/Content/Publikationen/Krebs_in_Deutschland/kid_2017/krebs_in_deutschland_2017.pdf?__blob=publicationFile

Sachverständigenrat zur Begutachtung der Entwicklung im Gesundheitswesen (2003) Gutachten 2003 – Fehler in der Medizin. www.svr-gesundheit.de/index.php?id=17

Schiff JH, Welker A, Fohr B, Henn-Beilharz A, Bothne U, Van Aken H, Schleppers A, Baldering HJ, Heinrich W (2014) Major incidents and complications in otherwise healthy patients undergoing elective procedures: results based on 1.37 million anaesthetic procedures. Br J Anaesth 113:109–121

Schmutz A, Bürkle H (2017) Anästhesie für die schwangere Patientin. Anästh Intensivmed 58:30–43

Schwarzkopf A (2013) Bakteriologie. In: Jassoy C, Schwarzkopf A (Hrsg) Hygiene, Infektiologie, Mikrobiologie. Thieme, Stuttgart, S 68–92

Schwenk W (2008) Optimierung des postoperativen Verlaufs. Allgemein- und Viszeralchirurgie up2date 5:329–350

Schwenk W, Spies C, Müller JM (2009) Fast Track in der operativen Medizin. Springer, Heidelberg

Siegmund-Schulze N (2011) Personalisierte Medizin in der Onkologie: Fortschritt oder falsches Versprechen? Dtsch Ärztebl 108(37):A-1904/B-1622/C-1609. https://www.aerzteblatt.de/archiv/105880/Personalisierte-Medizin-in-der-Onkologie-Fortschritt-oder-falsches-Versprechen. Zugegriffen am 06.05.2019

Sozialgesetzbuch V (1988, zuletzt geändert 2017a) § 66: Unterstützung der Versicherten bei Behandlungsfehlern. https://www.sozialgesetzbuch-sgb.de/sgbv/66.html. Zugegriffen am 06.05.2019

Sozialgesetzbuch V (1988, zuletzt geändert 2017b) § 20h: Förderung der Selbsthilfe. https://www.sozialgesetzbuch-sgb.de/sgbv/20h.html. Zugegriffen am 06.05.2019

Statistisches Bundesamt (2018a) Krankenhäuser. https://www.destatis.de/DE/ZahlenFakten/GesellschaftStaat/Gesundheit/Krankenhaeuser/Krankenhaeuser.html. Zugegriffen am 06.05.2019

Statistisches Bundesamt (2018b) Rechtspflege Zivilgerichte. https://www.destatis.de/DE/Publikationen/Thematisch/Rechtspflege/GerichtePersonal/Zivilgerichte2100210177004.pdf?__blob=publicationFile. Zugegriffen am 06.05.2019

Stern (2014) Mehr Tote in Kliniken als im Straßenverkehr (21. Januar 2014). www.stern.de/gesundheit/aok-krankenhausreport-mehr-tote-in-kliniken-als-im-strassenverkehr-3133026.html. Zugegriffen am 06.05.2019

The British Hernia Center (2018) Hernias during pregnancy. https://www.hernia.org/types/hernias-during-pregnancy. Zugegriffen am 06.05.2019

Van Aken H (2014) Hohe Patientensicherheit auch im internationalen Vergleich. In: Wie sicher sind Narkosen in Deutschland? Ärzte Zeitung online (08.05.2014). https://www.aerztezeitung.de/medizin/krankheiten/neuro-psych-

iatrische_krankheiten/article/860391/anaesthesie-sicher-narkosen-deutschland.
html?sh=3&h=1240520432

Van Hillegersberg R, Seesing MFJ, Brenkmann HJF, Ruurda JP (2016) Roboterassistierte minimal-invasive Ösophagektomie. Chirurg 87:635–642

Vennedey CH (2007) Ausgang strafrechtlicher Ermittlungsverfahren gegen Ärzte wegen Verdachts eines Behandlungsfehlers. Dissertation Universität Bonn. http://hss.ulb.uni-bonn.de/2007/1122/1122.pdf. Zugegriffen am 06.05.2019

Wagner J, Lock JF, Luber V, Dietz UA, Lichthardt S, Matthes N, Krajinovic K, Germer C-T, Knop S, Wiegering A (2018) Perioperativer Umgang mit Thrombozytenaggregationshemmern. Chirurg 89:90–95

Zeit online (2018) Die Lebensmüden. https://www.zeit.de/2018/08/aktive-sterbehilfe-niederlande-selbstbestimmung-kritik. Zugegriffen am 06.05.2019

Zentrum für angewandte Ethik (2018) Patientenverfügung. https://ethikzentrum.de/patientenverfuegung. Zugegriffen am 06.05.2019

Organspendeausweis

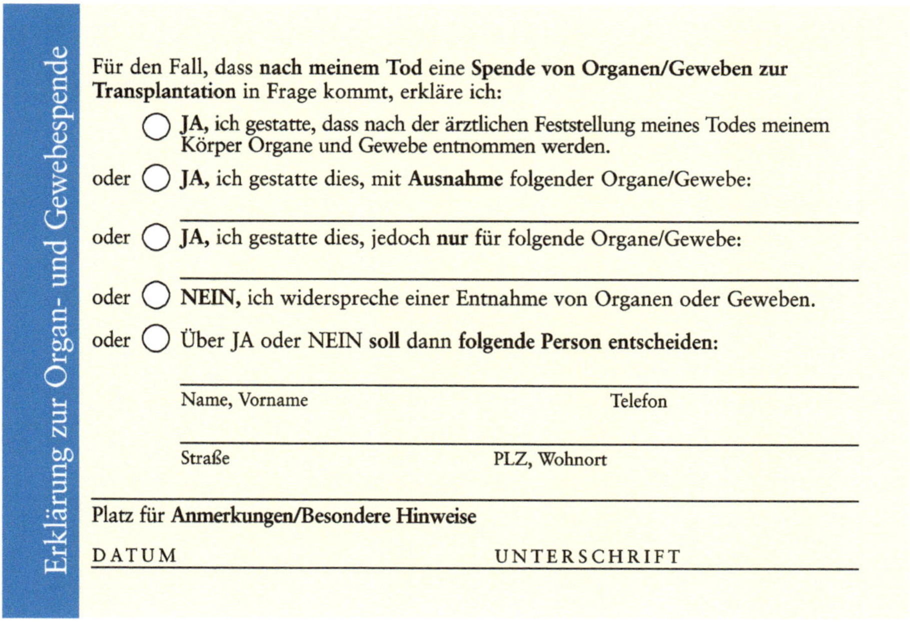

Für den Fall, dass **nach meinem Tod** eine **Spende von Organen/Geweben zur Transplantation** in Frage kommt, erkläre ich:

◯ **JA,** ich gestatte, dass nach der ärztlichen Feststellung meines Todes meinem Körper Organe und Gewebe entnommen werden.

oder ◯ **JA,** ich gestatte dies, mit **Ausnahme** folgender Organe/Gewebe:

____

oder ◯ **JA,** ich gestatte dies, jedoch **nur** für folgende Organe/Gewebe:

____

oder ◯ **NEIN,** ich widerspreche einer Entnahme von Organen oder Geweben.

oder ◯ Über JA oder NEIN soll dann **folgende Person entscheiden:**

____
Name, Vorname   Telefon

____
Straße   PLZ, Wohnort

Platz für **Anmerkungen/Besondere Hinweise**

DATUM   UNTERSCHRIFT

Abb. 1 Organspendeausweis der Bundeszentrale für gesundheitliche Aufklärung (mit freundlicher Genehmigung der Bundeszentrale für gesundheitliche Aufklärung (BZgA)

© Springer-Verlag GmbH Deutschland, ein Teil von Springer Nature 2019
H. W. Keller, *Keine Angst vor Operationen*, https://doi.org/10.1007/978-3-662-58792-8

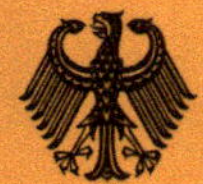

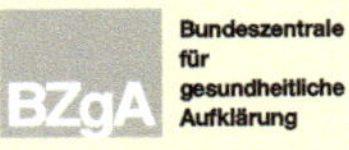

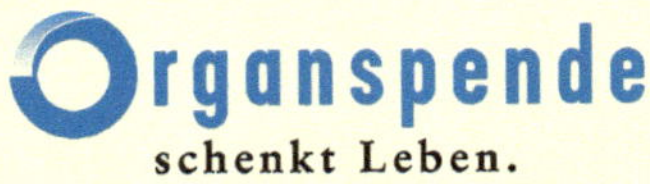

Abb. 1 (Fortsetzung)

Röntgenpass

© Springer-Verlag GmbH Deutschland, ein Teil von Springer Nature 2019
H. W. Keller, *Keine Angst vor Operationen*, https://doi.org/10.1007/978-3-662-58792-8

Datum	Art der Anwendung und untersuchte Körperregion

Praxis- oder Krankenhausstempel Unterschrift

RÖNTGENPASS

Name

Vorname

Geburtsdatum

Straße

PLZ, Wohnort

Datum	Art der Anwendung und untersuchte Körperregion

Praxis- oder Krankenhausstempel Unterschrift

RÖNTGENPASS

Name

Vorname

Geburtsdatum

Straße

PLZ, Wohnort

Datum	Art der Anwendung und untersuchte Körperregion

Praxis- oder Krankenhausstempel Unterschrift

RÖNTGENPASS

Name

Vorname

Geburtsdatum

Straße

PLZ, Wohnort

Abb. 2 Röntgenpass des Bundesamtes für Strahlenschutz (mit freundlicher Genehmigung des Bundesamts für Strahlenschutz)

Dieser Röntgenpass dient dazu, Ihre Ärztin oder Ihren Arzt über Ihre früheren Röntgen- und nuklear medizinischen Untersuchungen zu informieren. Alle Untersuchungen sollten in den Pass eingetragen werden. Legen Sie diesen Pass daher vor jeder Röntgen- und nuklearmedizinischen Untersuchung vor.

Überreicht durch:

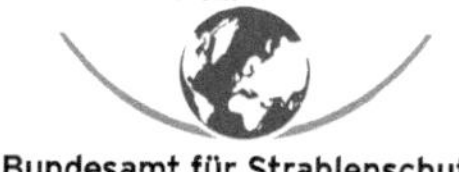

Bundesamt für Strahlenschutz

| Verantwortung für Mensch und Umwelt |

Datum	Art der Anwendung und untersuchte Körperregion	Praxis- oder Krankenhausstempel Unterschrift

Dieser Röntgenpass dient dazu, Ihre Ärztin oder Ihren Arzt über Ihre früheren Röntgen- und nuklear medizinischen Untersuchungen zu informieren. Alle Untersuchungen sollten in den Pass eingetragen werden. Legen Sie diesen Pass daher vor jeder Röntgen- und nuklearmedizinischen Untersuchung vor.

Überreicht durch:

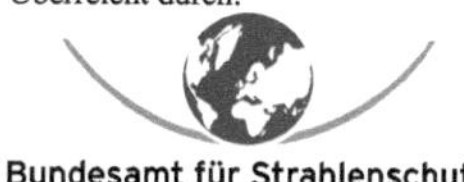

Bundesamt für Strahlenschutz

| Verantwortung für Mensch und Umwelt |

Datum	Art der Anwendung und untersuchte Körperregion	Praxis- oder Krankenhausstempel Unterschrift

Dieser Röntgenpass dient dazu, Ihre Ärztin oder Ihren Arzt über Ihre früheren Röntgen- und nuklear medizinischen Untersuchungen zu informieren. Alle Untersuchungen sollten in den Pass eingetragen werden. Legen Sie diesen Pass daher vor jeder Röntgen- und nuklearmedizinischen Untersuchung vor.

Überreicht durch:

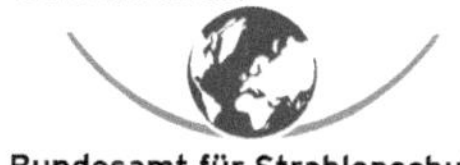

Bundesamt für Strahlenschutz

| Verantwortung für Mensch und Umwelt |

Datum	Art der Anwendung und untersuchte Körperregion	Praxis- oder Krankenhausstempel Unterschrift

Abb. 2 (Fortsetzung)

Stichwortverzeichnis

© Springer-Verlag GmbH Deutschland, ein Teil von Springer Nature 2019
H. W. Keller, *Keine Angst vor Operationen*, https://doi.org/10.1007/978-3-662-58792-8